湖北省学术著作
Hubei Special Funds for
Academic Publications 出版专项资金

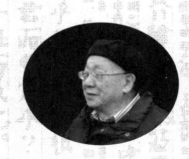

◎李今庸 著

国/医/大/师 李今庸 全/集 第二辑

GUOYI DASHI LI JINYONG QUANJI

中医学
研究资料
汇编

长江出版传媒
Changjiang Publishing & Media

湖北科学技术出版社
HUBEI SCIENCE & TECHNOLOGY PRESS

ZHONGYIXUE

YANJIU ZILIAO

HUIBIAN

图书在版编目（ＣＩＰ）数据

中医学研究资料汇编／李今庸著. —武汉：湖北科学技术出版社，
2018.11（国医大师李今庸全集. 第二辑）
ISBN 978-7-5706-0526-2

Ⅰ．①中… Ⅱ．①李… Ⅲ．①中医学－研究资料－汇编 Ⅳ．①
R22

中国版本图书馆 CIP 数据核字(2018)第 231910 号

策　　　划：黄国香	
责任编辑：黄国香	封面设计：喻杨
出版发行：湖北科学技术出版社	电话：027-87679468
地　　　址：武汉市雄楚大街 268 号	邮编：430070
（湖北出版文化城 B 座 13-14 层）	
网　　　址：http://www.hbstp.com.cn	
印　　　刷：武汉市金港彩印有限公司	邮编：430023
督　　　印：王冬生	

700×1000	1/16	15.25 印张	200 千字
2018 年 11 月第 1 版		2018 年 11 月第 1 次印刷	
			定价：198.00 元

本书如有印装质量问题　可找本社市场部更换

作者简介

　　李今庸，我国当代著名中医学家、国医大师。幼读私塾，早年行医应诊，后从事中医药教育工作。一生勤于教学、科研与临床医疗，并积极致力于中医药事业的发展。喜读书，知识渊博，人称"经典王""内经王""活字典"。学术上治学态度严谨，一丝不苟，言必有据。在中医学界首创治经法研究和整理中医药学古典著作和理论专题，为中医药学人运用多学科知识原理之治经研究方法整理和研究中医药学作了率先典范。通晓中医内、外、妇、儿及五官各科，尤长于治疗内科和妇科疾病。选方用药主张"方不在大，中病即效；药不在贵，对症则灵"，强调因病用药，有是证用是药，多以小方收效。任职湖北省政协常委兼教科文卫体副主任 20 余年，出任中华中医药学会湖北分会理事长 22 年，高度关注中国中医药事业的发展，并为之奉献了毕生精力。

内 容 提 要

　　本书精选整理了国医大师李今庸教授从事中医学研究 40 余年的部分研究成果，主要分为基础与临床研究类和学科发展建议类两篇。其中，基础与临床研究类论述了中医学的理论体系、古代运气学说、六淫学说、"气"的研究等内容；学科发展建议类论述了要用辩证唯物主义观对待中医学的发展、中医药文化的安全、科学看待中西医结合论等内容。

　　本书对中医学临床研究者、中医学专业在校师生具有一定的参考价值。

目　　录

第一篇　基础与临床研究类

祖国医学理论体系形成的探讨

《黄帝内经》一书，是我国现存的一部较早的医学古典著作。它以五脏六腑为理论中心，以阴阳五行为思想指导，比较详细地论述了祖国医学有关人体生理、解剖、病理、病因、发病、诊断、治法和预防等方面的知识，有着比较系统而完整的理论体系。这个理论体系，具有东方的特色，具有辩证法的思想。现在本文试以历史唯物论的观点，就这个理论体系的形成加以探讨。

一、医药起源于劳动

按照马克思主义的历史唯物论的观点："人和禽兽不同的第一个根本的分界线，就在于劳动，就在于生产。"因此，"人类的生产活动是最根本的实践活动，是决定其他一切活动的东西。"我们的祖先自从进化到人类，就有了医疗的活动，而他们的医疗活动，是建立在他们的生产活动的基础之上的，是依据他们的生产活动而进行的。恩格斯说："当我们的祖先的两手，经过长期的改进与练习，而学会了制造石刀和类似极简单的工具的时候，猿进化为人的一个决定性的步骤便完成了。"这说明了人的生活，是从学会制造工具进行劳动生产而开始的。在这个人类社会的太古时期里，人们共同制造和使用着粗制石器和精制石器的工具（还有木制、骨制的工具），以生产物质生活资料为目的进行渔猎或畜牧种植的活动。起初由于生产工具的原始，能获得的食物是很少的，经常受到饥饿的威胁，人们在饥不择食的情况下，见到什么吃什么，偶然吃到大黄而泻下，吃到麻黄而汗出，吃到藜芦而呕吐，吃到车前而尿多，有时吃到大黄泻下而腹胀减轻，吃到藜芦呕吐而胸闷消失，这样无意识地经过了若干年的无数次的实践经验的积累，后来逐渐地意识到了这种现象，并有意识地把它用于医疗以消除人体的不和，这就发明了原始的古代医药。

人们在运用石器工具进行物质生活资料的生产活动中，常无意中被石器撞击身体的某些部位而使某些疾病消失，如撞击到合谷部而齿痛告愈，撞击到列缺部而头痛遂已，在这样的长期生活实践中经过了若干次之后，被人们所意识、所发现并把它加以利用，就创造了我国古代的"针砭疗法"，所以《说文解字·石部》说："砭，以石刺病也。"它伴随着生产工具的不断改进，继而又有了骨针、竹针的运用（到后来又发展到金属针，成了我们现在的"针刺疗法"）。恩格斯说："在人类历史的发轫期，发现了如何把机械的运动转成为热——摩擦生火。"古人在发明了火并利用火热取暖和烧烤食物以及保存火种的过程中，被火烧伤的事情是常有的。由于人体某一部位的偶然烧伤，竟消除了人体的某一疾病，如烧伤了足三里的部位而腹泻停止。它和"针砭疗法"一样，在经过若干次以后，被人们所意识、所发现并把它加以利用，这就发明了"温灸疗法"。在发明这个温灸疗法的当时，是直接用火在人体皮肤上进行而不间隔蒜片或姜片的（隔蒜灸、隔姜灸等，都是后来的事情），也不间隔其他任何东西。这种方法，至今在某种情况下仍然使用着，现在叫它"瘢痕灸"。

另外，人们在与毒蛇猛兽的斗争和部落之间的相互战争中，常常会有许多外伤，因此，用泥土、树叶、口涎等贴敷伤口的外治方法就有可能产生。现在在一些交通阻塞的大山区里还可以看到这种原始疗法的痕迹。

二、巫的产生及其和医疗的关系

在上述的这个太古时期里，由于生产力低下，人们对自然界的现象认识不够，对自然斗争软弱无能，因而对人的分娩、疾病、梦魇、死亡等现象，和对其他的一些复杂的自然现象如风、雷、雨、冻、旱等一样都无法解释，于是就认为是世界之外另有一种"神灵"在发挥作用。有了疾病就认为是鬼神在作怪，遂用祈祷的办法请求"神灵"护佑和帮助，以消除其疾病的折磨。后来由于生产力的提高，社会分工有了可能，便逐渐地产生了专门从事祈祷一类的"巫师"。

根据古代文献记载："开明东，有巫彭、巫抵、巫阳、巫履、巫凡，皆操不死之药以距之。""大荒之中，有山名曰诅玉门，日月所入，有灵山巫咸、巫即、巫盼、巫彭、巫姑、巫真、巫礼、巫抵、巫谢、巫罗十巫从此升降，百药爰在。"是巫掌握了一定的民间医药经验，而以能和鬼神相通的姿态、用祈祷的形式来给人治病，使原始的医疗活动披上了一层神秘的外衣，到殷商之时，更是被"巫师"的神学所笼罩。但是，经验医学的本身仍然保留着，并且在和"巫师"的激烈斗争中一代一代地于实践中向下传递和向前发展。

三、我国古代唯物主义哲学思想的产生

我国社会进入了周秦时代，由于社会生产力的不断发展，使各种自然科学如天文、历法、数学、医学等都取得了相当水平的成就，这就给唯物主义思想体系的形成提供了必要条件和科学根据，产生了朴素的唯物主义哲学，而这个朴素的唯物主义哲学的产生，又推动了当时的自然科学的发展。祖国医学当时就是在这种哲学思想指导下，把以前的医疗实践经验加以总结而发展起来的。众所周知，在周秦时代，我国的一些古代唯物主义哲学家，从唯物主义的立场出发，在探讨天地万物构成的本源的过程中，为了打破西周以来的天命鬼神等宗教迷信观念，提出了很多唯物主义的假

说。有的用阴阳两种气来解释一切自然现象的生成和变化；有的认为世界万物是水、火、木、金、土五种元素所构成；有的提出了精气是构成世界万物的基本物质。现列举如下。

1. 阴阳学

阴阳学派通过长期的生产实践和社会实践，认为自然界也与人和动物一样，是由两性（阴阳）产生的。它以"近取诸身，远取诸物"的比类方法，从男女两性的差别，论及人类以外的昼夜、寒暑、生死等自然现象和社会现象，并从复杂的自然现象和社会现象中抽象出阴阳两个基本范畴。所谓"阳"，是代表积极、进取、刚强、阳性等特性和具有这些特性的事物；所谓"阴"，是代表消极、退守、柔弱、阴性等特性和具有这些特性的事物，而世界万物就是在两种对抗性的物质势力——阴阳的运动推移之下滋生着、发展着的，所以他们说"男女构精，万物化生。""凡人物者，阴阳之化也。""阴阳者，天地之大理也。"

阴阳学派首先肯定了世界是物质的"盈天地之间者，唯万物"，继而把千变万化、复杂纷纭的事物抽象概括为"阴阳"一对基本原则。它探索了事物发展的内在原因，阐明世界万物都在对立统一的矛盾之中，受着阴阳总规律的制约。并由于对立统一的矛盾运动的推动，一切事物都在不断地发生变化、向前发展，而且发展到一定程度的时候，即向自己的对立方面进行转化。这种对世界万物生长变化过程的认识，反映了我国古代的唯物论观点和辩证法思想。

2. 五行说

水、火、木、金、土五行，是人们日常生活中常见的和不可缺少的五种物质形态。五行学派在长期的生产实践中，在当时农牧业、手工业生产技术知识及其对水、火、木、金、土这五种物质性质比较深入观察和了解的基础上，逐渐地形成了"五行"观念。他们从生活、生产的实践中认识到，世界上凡是单一的东西都是不能发展变化的，"声一无听，物一无文，味一无果，物一无讲。"因而在反对万物为神所造的那种陈腐观念而又不满足于单一的"水"等新观念，还要对事物更加分析入微、更加具体化一些的情况下，就用这五种为当时人们所常见而又不可缺少的物质形态，来概括客观物质世界的种种复杂现象，提出了水、火、木、金、土这五种最基本的物质是构成世界万物不可缺少的元素，所以他们说："先王以土、金、木、水、火，以成百物。"他们阐明了世界万物都是由不同的"他"物和合变化而来，都是不同性质和作用的水、火、木、金、土五种物质所构成，且这五种物质的不同性质和作用的相互影响也是促成世界万物变化发展的动力，同时，这种事物的变化发展，又是按这五种物质的不同性质和作用的相互关系的规律在向前进行。我国古代的这种五行学说，和上述的阴阳学说一样，既反映了我国古代唯物主义的世界观，也反映了我国古代朴素的辩证法思想。

3. 精气说

精气学派通过长期对生活、生产实践的观察，尤其是对当时医学科学发展的观察，认为世界一切物质都是"精气"所产生，从而提出了精气是世界万物生成之本源的唯物主义观点。他们说："精气之集也，必有入也，集于羽鸟与，为飞扬。集于走兽与，为流行。集于珠玉与，为精朗（当作'良'）。集于树木与，为茂长。集于圣人与，为圣明。"

精气学派创造了这个具有流动性质的微小物质的精气，为世界万物生成的本源学说，比起用某些特殊性质的物质来说明所有的东西更加前进了一步。这一学说更有利于说明世界万物的物质性及其统一性。由于这一学说在说明万物起源方面有它优越的地方，所以后来的许多唯物主义哲学家都继承了这一说法。

四、我国古代哲学和祖国医学的关系

从我国的丰富文献记载里，我们可以看到，我国古代的阴阳学说和五行学说，到后来在哲学思想里合家了，而阴阳五行学说和精气学说迫至《吕氏春秋》一书的问世又被统一在一起。我国古代的这种哲学思想，影响着我国古代自然科学的发展。祖国医学理论体系就是在这种哲学思想影响下形成的。我国古代医学家，为了摆脱巫教神学的束缚，为了与巫教神学进行有力地斗争，为了使长期积累下来的医疗实践经验能够系统化，就在这种哲学思想的指导下，用这种我国古代的唯物论的认识论和我国古代的辩证法的方法论，把我国古代散在的、零碎的医疗经验知识集中起来，加以总结、加以系统化，使之上升到理论阶段，建立了祖国医学的理论体系，冲破了天命鬼神的宗教迷信观念，写出了一部伟大的医学巨著——《黄帝内经》，给祖国医学的不断发展奠定了可靠基础。

我们知道，在《黄帝内经》里，广泛地存在着这种哲学思想。《黄帝内经》用这种哲学作为自己的思想指导，以论述医学上的问题。它提出了"精"是构成人体的基本物质。它说："夫精者，身之本也。"这种"精"，也是生成人体各部组织的本源，而普遍存在于人体的各部组织之中。在人体不断生长发展而人体各部组织不断进行活动的过程中，这种"精"就不断地被消耗，也同时在不断地摄取饮食水谷之精，进行对人体中精气的补充。因为"人之生"，没有精气的存在是不能设想的，而人体各部组织进行活动促成人体生长发展的过程中，又必须有赖于对精气的"用其新，弃其陈"，使其"日新"。这个精气的"弃新用陈"过程，就是人体各部组织的功能活动促使人体发展的过程，而阴阳五行的运动则贯穿于这个过程的始终。在人体的各部组织中，都存在着阴阳五行的内容。阴阳五行是促进人体发展变化的动力。阴阳五行运动普遍存在于祖国医学的一切事物之中，并贯穿于祖国医学一切事物发展过程的始终。

五、对待祖国医学必须用辩证唯物主义观点

综上所述，祖国医学的理论是在和巫教神学、天命鬼神的宗教迷信思

想做尖锐的斗争之中创造、成长、发展出来的。祖国医学的理论具有长期的医疗实践基础，它是唯物的，是用我国古代朴素的辩证法的思想观点对祖国医学的内容进行论述。它阐述了祖国医学领域里的一切事物都是"变动不居"的，都是在不断运动、不断发展、不断变化的，如在临床治疗过程中就是辨证施治的"病万变药亦万变"。因而，在对待祖国医学的理论上，形而上学者是无法理解的，机械唯物论者也是无法理解的，只有辩证唯物论者才能对它真正理解。所以在继承和发扬祖国医学遗产的事业上，离开了辩证唯物主义的观点是不行的。且由于祖国医学产生于我国古代，受着当时历史条件的限制，它的唯物论观点和辩证法思想只是朴素的、原始的、不完全的和不彻底的，甚至还杂有一些不纯的东西，也必须用辩证唯物主义的观点、一分为二的观点来对待它。辩证唯物主义是打开祖国医学宝库的锐利武器，是打开祖国医学宝库的唯一有效的武器，在继承和发扬祖国医学遗产的道路上，如果不以这个武器来武装自己的头脑是无法前进一步的。过去的事实已经证明：排斥了辩证唯物主义的立场、观点和方法来整理祖国医学遗产的就吃力不讨好，甚至还走到错误的道路上去了。

（1979 年）

论中医药学理论体系的构成和意义

我国传统中医药学，是中华民族的一份宝贵财富。它历史悠久，内容丰富。早在两千多年前，就已具有了自己独特的、比较完整的和比较系统的理论体系。这个理论体系，在我国社会发展的过程中，受到了医疗实践的严格检验，并在这个严格检验的过程中，得到了丰富和完善。

所谓中医药学"理论"，是关于医学世界客观事物运动的基本规律的知识，阐明医学世界客观事物诸方面运动的基本规律的理论相互区别、相互补充、相互联结成为一个系统的知识整体，这就是中医药学理论体系。这个理论体系，由"阴阳学说""五行学说""脏象学说""经络学说""营卫气血学说""神志学说""津液学说""七情学说""六淫学说"，药物的"四气五味""升降浮沉"，以及组方的"君臣佐使""大小缓急奇偶复"等所构成，并以具有古代朴素辩证法思想的"阴阳学说"和"五行学说"为其哲学基础。这就使中医药学理论体系在认识和解说医学世界客观事物上具有了统一观和变动观，阐明医学世界各个事物都是在相互联系、相互依存和不断发展、不断变化的，从而规定了在中医药学临床医疗活动中，必须随着疾病的不断发展变化而改变自己的认识和治疗意见，必须对具体问题进行具体分析，"病万变药亦万变"这就是中医药学的"特色"，就是中医药学的"辨证施治"。

所谓"辨证施治"，它并不是中医药学的理论，而是中医药学理论体系指导临床医疗活动的思想方法，是中医药学在临床医疗工作中的活的灵魂，是唯物辩证法"具体问题具体分析"原则在临床医疗实践中的体现。中医药学由于这一"特色"的存在，使它和其他医学就具有了不同质的区别。辨证施治这一思想方法，使中医药学的临床医疗工作生机勃勃，在临床医疗活动中，贯彻了"实践第一"的观点，客观世界的不断变化促进着人们主观认识的不断发展，避免了"胶柱鼓瑟""刻舟求剑""守株待兔"和"病变而药不变"的机械观念和刻板方式，发挥了中药治疗疾病的较大效用。在 20 世纪 50—60 年代，武汉某一研究机构，对一百多味常用的中药进行了实验研究，研究的结果表明，这一百多味中药中除"黄连"一药外，其余中药概无抑制细菌作用，而这些中药在中医药学理论体系指导下，用辨证施治观点加以配方使用，却治愈了包括细菌性疾病在内的许多疾病，已是不可辩驳的事实。如肺炎球菌引起的肺炎病人，在其出现某一特定证候的某一发展过程，则为麻杏石甘汤所治愈。

20 世纪 50 年代后期，四川某一医学院，曾对"黄连"一药从栽培到临床应用做了全面的综合性研究，结果发现黄连也有"抗药性"，依据辨证施治和配方使用，数千年来以至现在的医疗活动，则从未见其有"抗药性"出现。我们还曾用不含钙类药物的"温胆汤加石菖蒲、僵蚕"和"涤痰汤加僵蚕、远志"治愈了不同证候的缺钙患儿等。

在临床医疗工作中，有人患头痛、项强、身体疼痛、发热、微恶寒、喘气、咳嗽、口渴、苔薄黄、脉浮数，为温病在表，治宜辛凉发散，主以麻杏石甘汤；其迁延未愈，病邪传里，如其太阳阳明相传，邪入阳明之里者，证见壮热、心烦、口渴引饮、苔黄、脉洪大而数，为邪热内传阳明之经，治宜甘寒散热，则主以白虎汤；如其太阳少阴表里相传，邪入少阴之里者，证见微热、心烦、精神萎靡、欲寐而又不能睡、呼吸气弱、口舌干燥、苔黑、脉微细数，为热盛阴伤，水火不交，治宜养阴清热，交通心肾，则主以黄连阿胶汤。此温病发展的不同过程，而治以不同方药，表明了中医药学辨证施治的高度灵活性；同时，此温病发展过程中的不同三方药，又决不能互易其方药，从而又表明了中医药学辨证施治的高度原则性。辨证施治对疾病的认识与处理，灵活性与原则性，都是建立在中医药学理论体系的基础之上的。没有中医药学理论体系的存在，就没有辨证施治这一特色的出现。

众所周知，医学世界有着无比的复杂性。许多疾病用现代检查手段，查不出或一时查不出其病的原因而束手无策，中医药学却在其理论体系指导下，给予辨证施治，做到了对疾病的早期治疗，明显地减少了疾病治疗上"迁延时日""贻误病机"的可能性。

中医药学正是由于具有自己独特的、比较完整而系统的理论体系，长期保持和丰富了辨证施治这一特色而具有无限生命力，在世界一些古医学都已消亡的今天，它却仍然屹立在世界东方，并还正在以自己的治疗效果和科学内容走向世界。

中医药学理论体系，虽然是在医学世界规律性变动不居的基础上产生而具有十分丰富的辩证法思想内容，但是它产生于数千年前的我国古代，由于历史条件的限制，未能也不可能和现代科学结合，使其没有能够得到现代科学的阐释，缺乏现代科学的语言和特征，保持了我国传统医药学的面貌。这样，对于没有中国民族文化素养的人来说，不易理解，很难学通，妨碍了中医药学对人类保健作用的充分发挥，也难以赶上时代的步伐。在现代科学飞速发展的今天，实有必要在保证和提高中医药学疗效的原则下，以辩证唯物主义和历史唯物主义为思想指导，运用现代科学的知识和方法，根据中医药学理论体系的内部规律对中医药学理论体系进行客观的、切实认真的研究，以便将其纳入现代科学的轨道，推动中医药事业的发展。在这里，要求中医药学理论体系西医化，或对中医药揠苗助长，都是有害的、不可取的。

（1990 年）

论中医学的多学科思想及其研究设想

中医学是在古代多学科思想渗透下发展起来的一门科学。它虽然以医药学为其主体，却又蕴藏着丰富的多学科知识。因此，开展多学科协作，从多学科范围研究中医学，对于促进我国医学发展，具有重要的现实意义。

一、中医学中的多学科思想

在汗牛充栋的古代医学著作中，成书于战国后期的《黄帝内经》，称得上是一部以医学为主体的古代百科全书。现以《黄帝内经》为主，结合古代有关医籍，对中医学的多学科思想做一初步探讨。

1.哲学

中医学吸收和发展了中国古代衍生学——阴阳五行学说，并把它作为认识人体的生理、病理，指导疾病的诊断、治疗的思想方法。它认为阴阳二气是产生一切事物的根源，即所谓"生之本，本于阴阳。"（《素问·生气通天论》）任何事物的内部都包含着阴和阳两个矛盾的方面，阴阳的对立统一是自然界的普遍规律，所以说"阴阳者，天地之道也。"（《素问·阴阳应象大论》）"道者，阴阳之理也；阴阳者，一分为二也。"（《类经》）对于有生命的人来说，"人生有形，不离阴阳。"（《素问·宝命全形论》）人们患病，不是因为鬼神作祟，而是由于外感邪气，内伤正气，导致阴阳失调的结果。这些朴素的唯物论和辩证法思想对中医学的发展起到了指导作用。

2. 心理学

心理因素与疾病的关系，素为中医学所重视。中医学认为，心理活动对整个生命来说，有着极为重要的影响。中医学指出"志意者，所以御精神，收魂魄，适寒温，和喜怒者也；……志意和，则精神专直，魂魄不散，悔怒不起，五脏不受邪矣。"（《灵枢·本脏》）过度或持久有害的心理刺激，会损伤气机而致病，怒则气上，喜则气缓，悲则气消，恐则气下，惊则气乱，思则气结；不同的心理刺激能选择性地损伤某些脏器，怒伤肝，喜伤心，思伤脾，忧伤肺，恐伤肾。对于心理因素所致之疾病，既要针对病人的思想实际进行开导式的心理治疗，"告之以其败，语之以其善，导之以其所便，开之以其所苦"（《灵枢·师传》）；又要利用以情胜情的心理治疗，如忧伤肺者则以喜胜之等，即用一种正常的情志活动去调整另一种异常的情志活动，使其恢复正常，达到治疗目的。

3. 地理学

因地制宜是中医学的治疗原则之一。不同地区，其水土性质各异，环境气候有别。就我国而言，东方是鱼盐之地，海滨傍水；南方是低洼之地，雾露所聚；西方遍布沙石，多风气候；北方地势高亢，风寒凛冽。受不同地理环境影响的人，其体质特点、易发疾病均不一样，"西北高原之地，风高气燥，湿证稀有；南方卑湿之地，更遇久雨淋漓，时有感湿者。"（《温疫论》）"轻水所，多秃与瘿人；重水所，多尰与躄人；甘水所，多美与好人；辛水所，多疽与痤人；苦水所，多尪与伛人。"（《吕氏春秋》）因此，治疗上就要因地施治，"审其土地所宜"（《注解伤寒论》）。

4. 气象学

在浩瀚的中医古籍中，有着丰富的医学气象学内容，涉及大气的运动、气候变化、医疗气象等方面。如《黄帝内经》认为大气的运动是天与地之间相互作用的结果，"天气下降，气流于地，地气上升，气腾于天，故高下相召，升降相因，而变作矣。"（《素问·六微旨大论》）由于空间因素与地面因素的相互作用，上升运动与下降运动的互为因果，从而导致了各种天气现象的发生。并且认识到了大气层温度是呈垂直分布的，"地有高下，气有温凉，高者气寒，下者气热。"（《素问·五常政大论》）"至高之地冬气常在，至下之地春气常在。"（《素问·六元正纪大论》）因为大气层基本上是直接从地面获得热量，所以气温由下向上递减，从而呈现上冷下热的分布状况。这种关于大气结构的理论，在气象科学史上具有一定的意义。

5. 天文学

在现存最早的医籍《黄帝内经》中，包含着不少对天体演化与宇宙结构的认识。它认为"道无鬼神，独往独来"（《素问·宝命全形论》），天地万物都以物质性的气为本原，没有主宰物质世界的鬼神存在。"太虚寥廓，肇基化元，万物资始，五运终天，布气真灵，总统坤元，九星悬朗，七曜周旋，曰阴曰阳，曰柔曰刚，幽显既位，寒暑弛张，生生化化，品物咸章"（《素问·天元纪大论》），在天地未开之前，宇宙中只有元气，万物都是元气所合成，并非上帝所创造。并且明确认识到地球是悬浮在太空之中的，"地为人之下，太虚之中者也"；地球之所以能悬浮在太空之中，是因为有"大气举之"（《素问·五运行大论》）的缘故，从而否定了"天圆地方"的盖天说。

6. 历法

中医学非常重视疾病与时令气候的关系，因此在研究发病学过程中，就不能不涉及季节的变迁、气候的变化等与历法有关的问题。《黄帝内经》中就有不少关于历法问题的记述，指出"天气始于甲，地气始于子，子甲相合，命曰岁气"（《素问·六微旨大论》），即取甲子岁为历元。认为"天以六六为节，地以九九制会，天有十日，日六竟而周甲，甲六复而终岁，三百六十日法也"（《素问·六节脏象论》），以六十日作为计算单位，循环六次就约等于一回归年。又认为"大小月，三百六十五日而成岁，积气余而盈闰矣"（同上），一回归年有三百六十五日，每年余下的四分之一日积累起来，隔几年就用加置闰月的方法解决。此外，有人研究认为，《黄帝内经》中还包含着一种完整而罕见的古代历谱——五运六气历，这种历法是以太阳的运行为依据的，尚待进一步研究。

7. 时间生物学

人的生命活动存在着各种周期性节律变化的问题，早在《黄帝内经》中就有记述。它认为人的生理活动随时间变化而变化，"阳气者，一日而主外，平旦人气生，日中而阳气隆，日西而阳气已虚，气门乃闭"（《素问·生气通天论》）；发病之后，病情也随时间变化而变化，"夫百病者，多以旦慧昼安，夕加夜甚"（《灵枢·顺气一日分为四时》）。因此，治疗上就要"因天时而调血气"（《素问·八正神明论》），依据不同的时间，采用适宜的方法进行择时治疗。针灸学中按时施针的"子午流注针法"，就属于中医时间治疗学的范畴。

8. 社会学

中医学历来重视社会与疾病的关系，强调了解发病的社会因素，是正确诊治疾病的重要条件，指出"凡未诊病者，必问尝贵后贱"或"始富后贫"，以及"饮食居处"（《素问·疏五过论》）等情况，因为这些社会因素均可影响人体导致发病，例如"故贵脱势，虽不中邪，精神内伤，身必败亡；始富后贫，虽不伤邪，皮焦筋屈，屡奢为挛"（《素问·疏五过论》）。总之，了解病人的地位变迁、贫富转化、居处环境、生活条件等社会因素，对于正确诊治疾病具有重要意义。

9. 语言学

《黄帝内经》不是一时一人之手笔，乃系众多科学家之合著，故其语言学资料十分丰富。其中包含着秦、齐、燕、楚等地方言，如"实则喘喝，胸凭（今本作"盈"）仰息"（《灵枢·本神》）句之"凭"，即楚地方言。《楚辞·离骚》王逸注："凭，满也。楚人名满曰凭。"可证。在训诂方面，不仅《黄帝内经》中有典型的正文自训，如训释"神乎神，客在门"（《灵枢·九针二十原》）句说："神客者，正邪共会也；神者，正气也；客者，邪气也；在门者，邪循正气之所出入也"（《灵枢·小针解》）；而且历代学者还在研究《黄帝内经》的基础上，积累了丰富的训诂资料，如"道者，圣人行之，愚者佩之"（《素问·四气调神大论》）句之"佩"，清代胡澍训释说："佩读为倍。《说文》：倍，反也。"《黄帝内经》中的通借亦多，如"五脏阳以竭也"（《素问·汤液醪醴论》）句之"竭"，与"遏"相通；"能冬不能夏"（《素问·阴阳应象大论》）句之"能"，则借为"耐"等。总之，诸凡方言、训诂、音韵等语言学内容，无所不涉。

10. 军事学

古代医家在研究人的发病与治疗问题的过程中，吸收了当时的军事学思想，认识到军事学中的我与敌同医学中的正与邪十分相似。外敌是否入侵为害，决定于国力是否强大；病邪是否致人发病，决定于正气是否旺盛。在敌人入侵时，需以士兵武器驱灭之，从而保卫国家安全；当病邪入侵时，要靠针药等法祛除之，从而维持身体健康。为了不使病邪入侵，就要做到预防为主；假若"病已成而后药之，乱已成而后治之，譬犹渴而穿井，斗而铸兵，不亦晚乎！"（《素问·四气调神大论》）这些正确医学思想的产生，无疑是受到了军事思想的启发。

除上之外，中医学中还蕴藏着比较丰富的逻辑学、物候学、生态学、数学、化学、音乐及体育等科学知识，都是值得重视和研究的。

二、 多学科研究中医学的设想

中医学研究的对象是人，人是一个开放的巨大系统，时刻与外界进行着信息交换，自然的运动化，如太阳黑子、宇宙射线、月球引力、地球磁场、水文地质、环境气候等都会对人体产生影响，而且人与人之间又存在复杂的社会关系。因此，人体不仅要受到自身生命活动规律的支配，而且还要受到自然规律、社会规律、思维规律的影响。中医学就是在这种人与自然社会相应的思想指导下，建立了"人体—自然—社会—心理—医学"的中医学模式。由于中医学模式实际上是一个人体与自然、社会的复合体，故研究中医学就需要开展多学科协作，利用多学科的知识和方法进行研究，使之更好地造福于人类。现提出初步的研究设想如下：

（1）要在马克思主义哲学指导下，探讨中医学的哲学思想和方法论，全面分析中医学与其相关科学的联系，系统整理中医学的基本理论和经验，深入研究中医学术理论的基本规律，使中医学理论更加系统化和规范化，建立唯象中医学。

（2）利用现代多学科的知识和方法对中医学理论的实质进行探讨，为中医学术理论提供新的科学依据，并用现代科学语言表达中医学术理论，使中医学与现代科学紧密结合在一起，建立现代中医学。

（3）用现代先进的科学技术对中医学进行多层次、高水平的综合性研究，创立人体科学。

（1991 年）

整理中医药学知识必须掌握
我国文字文化基本规律

众所周知，中医药学是把医学世界看作一个统一的整体，而且是变动不居的。在临床医疗活动中，以其基本理论为指导进行辨证论治，"病万变药亦万变"，这是中医药学的特色。它体现了唯物辩证法"具体问题，具体分析"的原则。要保持和发扬"辨证施治"这一特色，必须以中医药学理论体系为指导思想。这就有必要以现代思想水平和要求，对中医药古籍的基本理论和丰富经验进行系统的整理，从而发展中医药学理论体系和提高辨证施治水平。但研究中医药学古籍，整理中医药学基本理论，首先得掌握我们伟大中华民族的优秀文化——文字文化和中医药学文化的特点。只有懂得我国文字文化及其规律，才能更好地理解中医药学文化。如果只认得我国几个字，对它的读音和意思了解得片面或不准确，是无法读通中医药学古籍的。近年来，在出版的某些校点或校释的中医药学古籍中，一些内容笑话百出，甚至弄得不可卒读。这除点校者或校释者缺乏中医药学知识外，另一个原因正在于此。有人认为，中医药学所说"心主神明"是错的，要把它改为"脑主神明"而又"无能为力"，正是不懂得我国文字文化中"心"字的含义，表现了他们对我国优秀文字文化的无知！《说文·匕部》说："匘头髓也，从匕。匕，相匕著也。巛象发，象匘形。"匘今通写作"脑"。按照文字的"象形"规律，匘象匘形，即具有匘字的含义。然"心"字的意思，其本身是人身中间部位的心脏，然其读音与匘字同，根据文字的"假借"规律，心字可借为"囟"，故"囟心主神明"犹"囟主神明"；囟主神明，犹"脑主神明"。这样，"心主神明"的说法就没错。当然，"心""脑"二字并不能完全等同。"胡人见黂，不知其可以为布也；越人见毳，不知其可以为旃也"，缺乏我国文字文化基本规律知识的人，是不会懂得我国文字使用的变化的。

我们知道，在我国文字文化中，有"一字多义"，也有"一义多字"。用这种工具记录的中医药学理论知识和实际经验，也就存在着"同名异物"和"同物异名"现象。就是说，在中医药学古籍里，一个名词，包含多个事物；一个事物，又有几个名字。这是客观存在的事实。加之社会历史和语言文字的发展，使中医药古籍的文字变得古奥，文义变得深邃。只有正确运用我国文字文化这一工具，才能准确无误地理解中医药古籍所论述的医学世界的事物，做到真正的整理。例如，"天"字，除《素问·阴阳应象大论篇》所谓"天地者，万物之上下也"的"天"字为自然界"太虚"者外，作为人体部位名词者如下。

（1）《素问·上古天真论篇》说："而尽终其天年，度百岁乃去。"此"天年"的"天"字，当释为"身"字。《吕氏春秋·孟春纪·本生》说："以全其天也。"高诱注："天，身也。"故《素问》同一篇又说："身年虽寿能生子也。"正作"身年"，可证。

（2）《灵枢·阴阳系日月篇》说："腰以上为天，腰以下为地。"此"天"字为人体的"上半身"，从头以下至腰脐以上的部位，都叫作"天"。

（3）《灵枢·经别篇》说："手少阳之正，指天。"此"天"字当释为"头"。《说文·一部》说："天，颠也，至高无上。"段玉裁注："颠者，人之顶也。""颠""顶"俱指人的"头"。《释名·释形体》说："头，独也，于体高而独也。"可证。《灵枢·邪客篇》说："天圆地方，人头圆足方以应之。"其"天"字亦有"头"的意思。

（4）《灵枢·五变篇》说："其地色殆然，不与其天同色。"此"地"

字指"颐",相书所谓"地角";"天"字指"额",相书所谓"天庭"。《周易·睽·六三》说:"其人天且劓。"虞翻注:"黥额为天。"《集韵·平声三·一先》说:"天,他年切……一说刑名,剠其额曰天。"剠,即"黥"字。然"天"字无直接训"黥"的意思,当释为"额",由"额"字引申"黥额",亦叫作"天"。可见人的前额部可以称为"天"。

总之,人体名词的"天",指人的"全身",指"身半以上",指"头",指"额"。这是所谓"一词多义"的一个例子。

人体前额部,既叫作"天",又叫作"庭",叫作"颜",叫作"颡",叫作"頯",叫作"题",叫作"旃",叫作"角",这是所谓"一义多词"的一个例子。

《礼记·内则》说:"男角女羁。"郑玄注:"夹囟曰角。"说明"角"字在人体部位上的本来意思,是在前额后、囟门下的头部两侧鬓发部位。然而鬓发所在的"角"部,亦称谓"额",《素问·三部九候论篇》说:"上部天,两额之动脉。"其曰"两额"自然是指鬓发部的"两角"部位无疑。《伤寒论·辨太阳病脉证并治法》说:"淋家,不可发汗,汗出,必额上陷脉紧急……"就是说的"两额"陷脉紧急,亦即"两角"鬓发部的陷中之脉紧急。今某中医学院教材《伤寒论讲义》的作者,不识其"额"字的含义,仍蹈袭从前注家的错误,将其读为"额上陷,脉紧急",以致成为"额上塌陷""寸口脉紧急"的意思。试问谁在临床上见过淋家患表证,只一发汗就发生"额骨塌陷"?绝无此事。病证搞不清楚,临床上怎样进行正确的"辨证"?又怎样做到准确的"施治"?殊不知"额""角"二字在古代可以互为解释,在对立使用时意思各异,在分散使用时意思是相通的。

再如"瞑"字,作为人的生活或病证而表现于两目者:

(1)《灵枢·寒热病篇》说:"阳气盛则瞋目,阴气盛则瞑目。"此"瞑目"与"瞋目"为对。"瞋目"是两目睁开、张大的意思,"瞑目"就是两目闭合不睁。《说文·目部》说:"瞑,翕目也,从目冥,冥亦声。"翕,

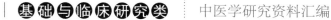

作"合"字解。可见此"瞑目"是说"合目"的意思。段玉裁谓此"瞑"字是一个"会意包形声"的字。

（2）《灵枢·营卫生会篇》说："壮者之气血盛，其肌肉滑，气道通，营卫之行不失其常，故昼精而夜瞑。老者之气血衰，其肌肉枯，气道涩，五脏之气相搏，其营气衰少而卫气内伐，故昼不精，夜不瞑。"此"瞑"字当读为"眠"，因为"瞑""眠"二字声转而意思可通。并且与上所说的"合目"意思相因而成义。目合虽不一定都睡眠，但目合进而就可以睡眠，而睡眠一般都必先合目。故《金匮要略·五脏风寒积聚病脉证并治篇》说："合目欲眠，梦远行。"即是说"睡眠做梦"。《伤寒论·辨少阳病脉证并治法》说："但欲眠睡，目合则汗。"这是"盗汗"，只有在人睡眠时才会出。

（3）《伤寒论·辨太阳病脉证并治法》说："其人发烦目瞑，剧者必衄，衄乃解，所以然者，阳气重故也。"此"瞑"字当解作"目视昏暗"。瞑，得"冥"字声，二字可以通假，《说文·冥部》说："冥，幽也。"幽隐的地方就昏暗看不清，与"眩"字的意思相同，《仓颉篇》卷中说："眩，视不明也。"可证。古代"瞑""眩"，二字又连用，如《尚书·说命上》载："若药弗瞑眩，厥疾弗瘳"，就是一个例子，为单义复词，目视昏暗的意思。然现在的某中医学院教材《伤寒论讲义》，竟不顾此证"阳气重"的病机，把此条"目瞑"解释为"闭目懒睁……"上面引用的《灵枢·寒热病篇》明明是说"阳气盛则瞋目"，两目睁开，而此证"阳气重"怎么会是"闭目"？这就将这里"目瞑"一词的"目视昏暗"意思弄成了"闭目懒睁"。理论混乱，证候谬误，无法准确辨证施治。所以，掌握运用我国文字文化这把钥匙，在打开并继承发扬中医药学这个"伟大宝库"上，具有重要作用。

综上所述，我国文字文化是我们伟大中华民族长期社会实践的产物，是客观世界的反映。它记录了包括文字文化本身在内的古代事物的发生、发展和变化过程，是一份宝贵的民族遗产。我国文字形态优美，结构谨严，具有强烈的民族特征和严格的规律性，以及规律性的使用灵活原则，出神入化，变化无穷，给人们思想以活跃，启发人们的智慧，提高人们的聪明才智。现在外国人也认识到，中国人有较高的智慧，学习和使用汉字是其原因之一。正是我国的优秀文字文化，从一个方面保证了我们中华民族在长期发展过程中，具有强大的凝聚力量和创造能力。我国文字文化，不仅在研究我国古代历史上不可缺少，而且在推动和发展我国现代科学技术以及思想建设上仍具有优胜作用，不容忽视。

因而，在继承发扬我国民族传统文化和科技兴国的今天，在学习有关外国语以便引进国外先进科学技术和传播中国文化给国外的同时，尤其应该努力加强我国传统文化的学习，以推动我国"四个现代化"建设的前进。

（1995 年）

从医学领域看"百家争鸣"方针的重要性

　　医学科学领域里的"百家争鸣"是促进医学科学技术正确发展的思想路线，是从源头上保障人体生命和维护人体健康的根本方针。《素问·宝命全形论》说："天覆地载，万物悉备，莫贵于人。"人是世界上第一宝贵的，因而必须认真贯彻党的"百家争鸣"方针。

　　《实践论》一文指出："一切真知，都是从直接经验发源的，但人不能事事都讲直接经验，在我为间接经验，在人则仍然是直接经验。"中医药学的产生和发展，与"西方医学在 16 世纪后，西方出现实验科学才产生"不同，它是在几千年间积累的实际的直接经验中整理、升华而创造出来的，有自己独特的理论体系和辩证的思维方法。它以文字为载体和口耳相授，传承了几千年，直到今天，积累了"出则汗牛马，入则充栋宇"的大量医药文化典籍，与在世老中医甚至只有一技之长者，都在被不断地传承下去。

　　宋代史崧在《灵枢经·叙》里曾经说过："夫为医者，在读医书耳，读而不能为医者有矣，未有不读而能为医者也。不读医书，杀人尤毒于梃刃。"表明了医者有误，轻者有损健康，重者则性命不保。这些年来学术腐败，不读医书，装腔作势、自命不凡、弄虚作假者不乏，或借别人名义，兜售自己私货。如歪曲胆腑理论，庸俗膀胱气化作用，篡改五脏五色规律，癫狂混淆，经痉不分，中医学术乱象丛生，必须拿起"百家争鸣"的方针，讲道理，摆事实，进行充分说理，以理服人，正其谬误，修正认识上的偏差，达到认识上的统一。如未能统一，认识仍相左者，被批评者可以反批评，双方进行辩论，切忌压服，以期获得认识上的真正统一或接近真正统一，从而推动医学科学的发展。知识分子之所以为知识分子者，是他具有一份社会责任感，主持公平，维护正义，能够坚持真理，修正错误也。医学领域的是非都关系着人的生命和健康，如2003年版《伤寒论讲义》第366条载"《伤寒论·辨厥阴病篇》说：'下利，脉沉而迟，其人面少赤，身有微热，下利清谷者，必郁冒汗出而解，病人必微厥。所以然者，其面戴阳，下虚故也。'"如照《伤寒论讲义》之注去吃药，是会出事故的，岂可隐隐不改？又如同篇374条载"《伤寒论·辨厥阴病篇》说：'下利谵语者，有燥屎也，宜小承气汤。'"此条仲景未入于阳明病篇，而归入了厥阴病。其为痢疾，而非泻水也，注谓"热结旁流证"误甚。其病"痢疾而谵语"，再有"咽嗌不舒"，则为张志聪、陈修园创立之"奇恒痢疾"，虽可以大承气汤急下存阴以救之，然稍缓则亦无及矣。如此《伤寒论讲义》在教学上误人子弟，埋下了一些医疗事故的隐患而学生不知，在社会上去行医是害人，这殊非仁者所为。一个真正的学者，是不怕"百家争鸣"的，"百家争鸣"让他的学术思想得到了深化，视野得到了开阔。山东中医药大学校长王新陆教授"钦佩得五体投地"之语，北京中医药大学钱超尘教授所谓"改正医学之误读误解，功莫大焉"之评论，都说明了这一点。

《辞源》（修订本）一书是不应该搞错的，有错则影响太大了，尤其是有关医学领域里的文字，错了会闹死人的。但它就是搞错了，如《辞源·疒部》说："痿，充自切，去，至部，穿，土，病名，《素问·气厥论》'肺移热于肾，传为柔痿'，注'柔，谓筋柔而无力。痿，谓骨痿而不随。气骨皆热，髓不内充，故骨痿强而不举，筋柔缓而无力也'。"《说文》无"痿"字，有"痓"（今"痉"）字，云："彊急也，从疒，至声。"《素问》"柔痿"二字误，《太素》作"素痓"是，杨上善注："素痓，强直不能回转。"彊、强字通。马王堆汉墓出土医书《五十二病方》有"婴儿索痉"一病，

"索痉"即"素痉"，病人身体强直不能回转也。王冰《素问》释文谓"痉，谓骨痉而不随，气骨皆热，髓不内充，故骨痉强而不举"，正是释"痉"字之训，非释"痓"字也，以《素问》成书时间尚无"痓"字之创造也。可见此文之"痉"误为"痓"当在王冰之后，《素问》此文，当以《太素》之文校正之。

《辞源》于"痓"字，读音为"充自切"，而释义则全引"痉"字之误文——"痓"，以致"痉""痓"不分，混之为一。殊不知"痓"字首见于《广雅·释诂》卷三下，彼说："痓，恶也。"《针灸甲乙经》卷四第一下说："心脉满大，痫痓筋挛。肝脉小急，痫痓筋挛。"而《素问·大奇论》载此则作"心脉满大，痫瘛筋挛。肝脉小急，痫瘛筋挛。"是"痓"乃"瘛"之后起字。"痫""痓"连用，《神农本草经》多有之，是"痫痓"之"痓"为今之抽掣，与"痉"之训"强急"者不同也。新《辞源》出书不久，我就此事向《光明日报》去信提示过，彼未予发表，以致此字误训到今天。还有《救伤秘旨》一书中，载《青城山仙传接骨方·金创方》说："拔毒生肌，凡破伤，不论新久，敷之极效，制甘石一两，含水石三钱，丹石飞三钱，乳香、没药去油一钱五分，大黄六钱，蓖麻子去油八钱，原寸二分，梅冰三分，共研细末……"此"金创方"乃拔毒生肌之用，故以"原寸二分"以合药，《现代实用中药》载之为"麝香"别名，非常准确，而本书注释者则误以为"原寸"乃"砒霜"之别名，则砒霜遂与原寸混同矣。砒霜是一种腐蚀性药物，破烂之肉，点之则痛，无生肌之效，用之则病必反而加甚矣。

医学领域里无争鸣，不能防患于未然，则医疗上的事故必多发。多少年来，谬种流行，不知有几许人蒙受了其灾害！可见在医学领域里，"百家争鸣"的方针是不可或缺的。

（2012 年）

论五行学说的形成和演变
及其在祖国医学中的价值

《新医药学杂志》1975 年第 10 期发表了陈建中写的《五行学说的形而上学必须批判》的文章，引起了医学界对祖国医学五行学说的讨论，这使医学界对祖国医学五行学说的各种不同看法得到了交流，提高了对祖国医学五行学说的认识。几个月来，写出了不少讨论祖国医学五行学说的文章，并提出了一些很好的意见，我们表示欢迎！为了有利于继承发扬祖国医学遗产，为了正确地评价祖国医学中的五行学说，现在我也不揣冒昧地在这里对五行学说发表一点自己的看法。

我认为，讨论祖国医学的五行学说，不能够采取简单粗暴的态度，只能实事求是地以客观实践为标准来对它给以恰当的评价，才能有助于问题的真正解决。这就要求我们，在讨论祖国医学五行学说的时候，必须在辩证唯物主义和历史唯物主义的思想指导下进行，全面地有分析又有批判地探讨五行学说的思想内容。否则，是不会有什么好结果的。本文打算在这里先谈一谈五行学说的形成和演变并附带讨论一下邹衍问题，然后再谈一谈五行学说在祖国医学中的价值。

一、五行学说的形成和演变

五行学说，是我国古代的一种哲学思想，它存在于我国古代天文、历法、医学、农业、历史、军事、星相等各个方面。它的形成，是有着一个发生发展的过程的。我们弄清楚五行学说的产生过程和形成时代以及其演变情况，这对于正确地理解它的作用，是极为重要的。

五行学说产生的时代问题，一些文章提出了"殷周之际说"，这是不可靠的。《春秋左传·襄公二十七年》："天生五材，民并用之，废一不可。"自然的金、木、水、火、土等五种物质材料，是人民群众生活生产所需要的，一种也不可缺少。《尚书大传》说："水火者，百姓之所饮食也；金木者，百姓之所兴作也；土者，万物之所资生也，是为人用。"五行的金、木、水、火、土，是人们日常生活中常见的，与古人生活生产有着密切关系的五种物质，这是大家早已公认的事实。既然金、木、水、火、土是人们日常生活中常见的，是与古人生活生产密切相关的五种物质，那么五行学说的产生就只有在古代手工业、农业相当发展的基础上才有可能，这是其一；其二，殷周之际，人们还没有发现铁，虽然铜在很早就已被发现了而且有了冶炼术，但至今为止还没有见到出土一件铜制的农具，其实，"古代因为铜比较珍贵，不可能用来制作农具，整个世界都是如此的"（见杨宽《中国古代冶铁技术的发明和发展》）；其三，如果仅有"五行首见于洪范"，而《尚书·洪范》又载"武王伐殷……以箕子归，作《洪范》"之文就说五行学说产生于殷周之际，这是站不住脚的，因为学者研究早就指出，《洪范篇》不是殷末的箕子所作，而是后人所伪托。（见郭沫若《十批判书·儒家八派的批判·二》）我们认为，五行学说的产生，是在春秋战国时代，它是在"万物本原唯水说"的基础上发展而来的。根据马克思主义的观点，人类对客观世界的认识，总是由低级到高级，由简单到复杂，由片面到更多的方面。这是人类认识史发展的不可逾越的规律。伟大的革命导师毛泽东同志指出："人类的生产活动是最基本的实践活动，是决定其他一切活动的东西"（见《毛泽东选集·实践论》）。在古代，在原始社会里，由于生产水平十分低下，人们对于一些自然变化无法理解，就误以为有一种超自然的力量在起作用，产生了"神"的观念，出现了巫祝。到了奴隶社会，奴隶主阶级为了维护自己的统治，就利用这一点，拼命地宣扬神是主宰一切的，宣扬"君权神授"，剥削和被剥削都是上帝安排的，都是各人命运注定的而不可改变，"死生有命，富贵在天"（见《论语·颜渊》）。然而随着社会的发展，到了殷商时代，人们逐渐意识到男女两性交合就发生变化产生下一代，没有神的作用（以前对此也曾误以为神的力量而崇拜过）。于是"近取诸身，远取诸物"（见《周易·系辞·下》），"引而伸之，触类而长之"（见《周易·系辞·上》），由人身推及世界万物的产生，都是阴阳二物作用的结果，从而在我国产生了一个最早的朴素唯物论的哲学派别"万物本原阴阳说"。以后，人们在生活生产实践中，又发现了天地物体都有水，因而认为世界万物的生长发展都离不开水，提出了水是生成万物之本原，《管子·水地》说："……是以水者，万物之准也，诸生之淡也，违非得失之质也，是以无不满无不居也，集于天地而藏于万物，产于金石，集于诸生，故曰水神。集于草木，根得其度，草得其数，实得其量；鸟兽得之，形体肥大，羽毛丰茂，文理明著。万物莫不尽其几……故曰水者何也，万物之本原也，诸生之宗室也，美恶贤不肖愚俊之所产也。"水既是没有生命的东西的基础，又是一切生物发生和成长的泉源，这就给万物起源做了唯物主义的解释，体现了"万物本原唯物水说"的我国古代另一个朴素唯物论的哲学派别。

这里只是提出了"水"这个单一物质作为世界万物生成的本原。由于冶炼术的改进和发展，在春秋时代，铸铁发明了，铁的质量提高了，铁被广泛应用于农业生产和其他许多方面，促进了我国古代手工业和农业的巨大发展。随着生活生产的实践，人们逐渐认识到一切孤立的单一东西都是不能变化发展的，《国语·郑语》说："声一无听，物一无文，味一无果，物一不讲。"因而他们在水的基础上，又提出了日常生活中不可缺少的"水""火""木""金""土"这五种不同性能的物质形态为生成世界万物的本原，《国语·郑语》所载"以土与金、木、水、火杂，以成百物"

之文，正说明了这一点。古人在探讨万物起源的过程中，根据人们认识发展史的规律，从单一的"水"进而发展到"水""火""木""金""土"五者的杂合是很自然的。《尚书·洪范》所列五行的次序："一曰水，二曰火，三曰木，四曰金，五曰土。"固然是先叙饮食生活的急需，次叙劳动兴作的工具，再叙进行稼穑生产粮食五谷的基础；同时我认为其中抑或有"水""火""木""金""土"五者杂合产生万物的观点是从单一的"水"产生万物的观点发展而来的认识在内。

万物本原五行学说认为，世界一切事物都是由水、火、木、金、土五种不同性能的物质杂合组成的，因而每一事物都具有与水、火、木、金、土相类似的五种特性，就用取象比类的方法，根据不同特性把各种事物从属于水、火、木、金、土等物质之下，而用五行学说给以阐明。这时还没有五行相生相克的思想内容，它是在我国历史上的春秋时代产生的。根据我国古代生产的发展状况和我国古代文献所载春秋时代对五行学说或称"五行"（见《尚书·洪范》），或称"五材"（见《春秋左传·襄公二十七年》），或加"谷"称为"六腑"（见《春秋左传·文公七年》）而尚未统一的情况来看，它只能在春秋时代产生，而不会更早。

春秋时代及其以前的一些哲学家把某一种或某几种特殊的物质作为世界的本原，这是唯物主义的。它的意义在于解决了世界的物质性问题，有力地打击了殷周以来奴隶主阶级所鼓吹的反动的"天命观"，使人们的思想从宗教迷信的束缚下解放出来了，促进了我国古代生产的发展。他们的缺点就是把物质和物质的个别形态混为一谈，用某些特殊性质的物质来说明所有的东西，特别是说明与其性质相反的东西，是有困难的。这是古代的朴素唯物主义的共同特点。

在"以土与金、木、水、火杂，以成百物"的"万物本原五行说"的认识论产生以后，人们在社会实践中，进一步观察了客观世界，认识了有水湿的地方可以生出草木，草木燃烧即有火，火后剩余的为灰土，金是在土中生成的，而金熔化又为水液；还认识了金物可以砍杀草木，草木钻出而土裂，土可遏止水流，水可灭火，火可熔金。（有人认为这很幼稚，其实，当时的认识就是这样"幼稚"的。）他们认为前者是"相生"，后者是"相胜"亦即后所谓"相克"。同时，他们也发现了客观世界的每一事物都是在不断运动，都是在不断发生、发展和变化着的，而每一事物的运动变化都和它周围的事物相关联，于是就用五行相生相胜来阐明世界运动变化的规律，产生了"五行生克说"，这就使解释万物本原的五行说演变为解释事物运动变化的五行说，使五行学说从古代朴素唯物论的认识论演变为古代朴素辩证法的方法论。这个演变完成的时代，大约在战国早期。解释万物本原的五行学说这时已被更能说明世界物质性和统一性的精气学说所代替。

五行学说的辩证观，阐明了世界上一切事物都是"变动不居"的，都是在不断运动、不断发展、不断变化的，而各种事物的运动变化都和它的周围事物相联系，各种事物之间都是互相联系，互相依赖，互相促进，又互相克制，互相制约的。这种古代朴素的辩证法思想，是在我国古代劳动人民长期社会实践中形成的，是古代社会大变革的产物，是新兴阶级改造社会的思想武器。它的出现，严重地打击了静止不变的形而上学观点，促进了我国古代思想的发展，促进了我国古代生产和科学的发展，在政治上，动摇了奴隶主阶级的反动统治，为新兴的封建地主阶级夺取政权做好了思想准备和舆论准备，推动了我国古代社会的发展，五行学说被多个方面所采用而得到了广泛的流行。但是五行学说的辩证法思想，带有朴素的自发的性质，产生于我国古代，根据当时社会历史条件，限于时代的局限和阶级的局限，还不能有完备的理论，这种先天不足的缺陷就决定了它的思想不可能完全合乎客观世界的规律，因而不能完全解释宇宙。它虽然阐明了世界是一个统一的整体，但它解释具体事物不清楚，因而对总的解释也是笼统的，它用"取象比类"的方法，把世界万事万物的相互关系，都用这五种不同性能的水、火、木、金、土的相生相克的公式去硬套，使世界上复杂事物都限于水、火、木、金、土五者之中，这就抹杀了客观事物的质的多样性及其复杂联系。正是这些缺陷的存在，就使它不可能真正揭示出世界事物的本质，因而它就容易被唯心主义者所歪曲、所利用。

五行学说辩证观的产生，是朴素的、自发的，不是建立在科学研究的基础之上的，它的辩证法思想也是不彻底的。因此，它可以和唯物主义相结合，如古代医学，也可以被唯心主义所利用，如古代"日者"（占候卜筮）。

五行学说是我国古代劳动人民在长期生活实践中创造出来的，是由古代进步哲学家整理、提高、完成的。它是古代劳动人民的功绩。然而，在"文革"以前，有人为了尊孔崇儒，把五行学说发明权交给了儒家，现在在"文革"以后，有人为了否定五行学说，也把五行学说发明权交给了儒家。这是不符合历史事实的。他们都只是根据《荀子·非十二子篇》所载"案往旧造说，谓之五行……子思唱之，孟轲和之"和《孟子·公孙丑》所载"五百年必有王者兴"之文，就望文生义地把五行学说说成是什么"起于儒家"，这是有问题的。考《荀子》所谓"子思唱之，孟轲和之"的"五行"，并不一定是指"水、火、木、金、土"的"五行学说"。因为，第一，唐代杨倞在《荀子注》中早就说过："五行，五常，仁、义、礼、智、信也。"杨倞的这种注释是符合儒家思想的，再说，《尚书引义·洪范二》载："五行者何？行之为言也，用也。"据此，则"五行"的"行"字，作"用"字讲。在古代，凡是"常用"的一类"五者"，每有称之为"五行"的。《淮南子·兵略训》说："将者必有三隧、四义、五行……所谓'五行'者，'柔而不可卷也，刚而不可折也，仁而不可犯也，信而不可欺也，勇而不可陵也'。"《吕氏春秋·孝行览·孝行》说："行父母之遗体，敢不敬乎？居处不庄，非孝也；事君不忠，非孝也；莅官不敬，非孝也；朋友不笃，非孝也；战阵无勇，非孝也。五行不遂，灾及乎亲，敢不敬乎？"等文可证。第二，水、火、木、金、土的五行学说，在思、孟著作的《中庸》《孟子》中都没有一点痕迹，这就表明他们的根据是不足成为根据的。他们也知道思、孟著作里没有五行学说的痕迹，把《荀子·非十二子篇》中"五行"撇开杨倞的解释而说成是水、火、木、金、土的"五行学说"是难以令人信服的，于是就死扯活拉地把《孟子》中"五百年必有王者兴"的"五"字，硬说成五行学说的思想，这真是笑话。如果一个数字的"五"字就成了五行学说的思想，那么，《韩非子·五蠹》谓"今人有五子不为多，子又有五子，大父未死而有二十五孙"的各个"五"字，也都是五行学说的思想吗？《周礼·地官·大司徒》谓"令五家为比，使之相保；五比为闾，使之相爱……五族为党，使之相救；五党为州，使之相赒；五州为乡，使之相宾"，《周礼·地官·小司徒》谓"五人为伍，五伍为两……五卒为旅，五旅为师"，《周礼·地官·遂人》谓"五家为邻，五邻为里……五酂为鄙，五鄙为县，五县为遂"等的各个"五"字，也都是五行学说的思想吗？

有些文章对五行学说采取完全否定的态度，不加分析地把五行学说骂为"唯心主义""形而上学""循环论""机械唯物论""纯外因论"等等，这些都是不合乎五行学说的实际的。现在，我们就来在这些方面发表一点我们的看法。

（一）有人说五行学说是"唯心主义"的问题

我们认为，把五行学说笼统地说成唯心主义是不妥当的。五行学说的水、火、木、金、土的本身就是物质，它在作为古代认识论解释万物本原时，认为世界万物是由水、火、木、金、土这五种不同性能的物质杂合产生的，是古代朴素的唯物主义，这已为哲学界所公认，只要翻一翻哲学家们论述我国古代哲学史中有关五行学说部分，就可清楚看到这一点。只有五行学说演变成为古代方法论，用五行相生相克阐明世界万物相互关系和不断发展规律的时候，就不再是指水、火、木、金、土五种物质而是概念性的东西了，是人们认识世界的思想方法，如用唯物主义的态度去对待它、利用它，它就和唯物主义相结合而为唯物主义；如用唯心主义的态度去对待它、利用它，它就和唯心主义相结合而为唯心主义。所以董仲舒等以及星相家们所说的五行学说是唯心主义，而古代医学所说的五行学说则不完全是唯心主义，有不少内容是朴素的唯物主义。

（二）有人说五行学说是"形而上学"的问题

我在前面已经说过，五行学说的"辩证思想是不彻底的"。它的不彻底部分，就是形而上学部分，但是，它的主要思想是古代辩证法。这是不应该颠倒的。伟大的革命导师毛泽东同志在《矛盾论》中早就指出："所谓形而上学的或庸俗进化论的宇宙观，就是用孤立的、静止的和片面的观点去看世界。这种宇宙观把世界一切事物，一切事物的形态和种类，都看成是永远彼此孤立和永远不变化的，如果说有变化，也只是数量的增减和场所的变更……"而五行学说以它的相生相克规律阐明了世界万物都是互相联系、互相制约和不断发展、不断变化的，它正有力地打击了形而上学的静止观点，怎么能颠倒事实地说它是一个什么"形而上学"呢？

（三）有人说五行学说是"循环论"，它的相生相克是"要回到原来位置上"的问题

这点我在 1965 年写《五行学说形成史》的时候，也说过五行学说"带有一种严重的循环论倾向"。1973 年 12 月，全国中医学院协作单位在北京编写《中医学基础》讨论五行学说的时候，有一位教师提出了一种见解，他说："现在科学研究证明，很多事物都是循环发展的，五行学说的相生相克，虽然没有明确说明它的发展是螺旋式上升，但是也没有说明它的发展是要回到原来位置上。"我认为，这些话是颇值得考虑的。《素问·六微旨大论》在论述了自然界运动的五行相生相克的思想内容之后，提出了"承乃制，制则生化……"的论点。所谓"生化"，就是说世界万物不断生长和发展，《素问·天元纪大论》所载"生生化化，品物咸章"之文表明了这一点。一个学者，即使没有读《素问》，也应该根据五行学说"既没有说它的发展是螺旋式上升，也没有说它的发展是要回到原位置上"的实际情况，以严肃认真的态度实事求是地进行讨论，不应该因为五行的相

生相克没有"螺旋式上升"一句话，就武断地硬说五行学说是什么"团团转"的"循环论"。

依据马克思主义的观点，世界上一切事物都是不断发展的，语言文字也是在随着社会的不断发展而在不断发展变化着的。因此，我们研究古代文化，必须用马克思主义的立场、观点和方法来探讨它的思想内容，不能够也不应该要求古人说出和我们现代相同的语言。否则，那将是荒谬的！对于古代文化，抓住一个缺点，加以夸大，从而给以完全否定，这就陷入了历史虚无主义的泥坑。

有人说五行学说是"纯外因论"的问题。说什么"五行的相克关系是简单的纯外因论。金、木、水、火、土之间仅是靠他生他克的外来因素而形成运动"。五行学说的相生相克观点，在古代，它明确提出的是：木生火，火生土，土生金，金生水，水生木；木胜（克）土，土胜（克）水，水胜（克）火，火胜（克）金，金胜（克）木。这就表明五行学说中的任何一"行"，都是先具有了"生他""克他"的内部因素，然后又受"他生""他克"的外来因素的影响，从而不断运动的。而且，五行学说作为一个学说来说，它是一个整体，为什么把它分割成一个一个的而又加以歪曲，说它"仅是靠他生他克的外来因素而形成运动的"呢？这不是个人偏见在掩盖客观事实吗？

有人说五行学说的相生相克只"朝一个方向进行"是"机械论"的问题。说什么"五行学说认为不论是相生或相克，都只能朝一个方向进行，而不能相反。这显然是机械论的观点。"这是错误的。五行学说的相生相克，是用"生"或"克"阐明两"行"之间的相互关系，没有我生，就无所谓生我；没有生我，也无所谓我生。没有我克，就无所谓克我；没有克我，也无所谓我克，双方都是互相联系和互相影响的。木生火，火未生木等，在自然界里，如蚕变为蛹，蛹变为蛾，蛾产卵而后死去，卵变为蚕是其例；木克土，土未克木等，在自然界里，如蛇吃蟾蜍，蟾蜍吃蜈蚣是其例（其实，古人还有"五行无常胜，说在多"的观点）。有人把五行学说骂为机械论，说它"只能朝一个方向进行，而不能相反"，说它的相生相克是单方面的不对，而要求它"木生火，火也生木"，这才是一种真正的循环论观点。

有人说五行学说是"机械唯物论"的问题。稍微具有一点哲学史常识的人都知道，在哲学范围内，唯物论的发展经历了三个主要阶段：第一，朴素唯物论，以一种或几种具体物质形态为万物生成的本原，是在古代自发产生的；第二，机械唯物论，以"原子"为万物生成的本原，是在现代科学出现后的资本主义社会条件下产生的；第三，辩证唯物论，以"物质"这个概念为万物生成的本原，是在社会发展到了伴随巨大生产力——大工业而出现近代无产阶级的时候，由马克思、恩格斯总结了整个人类思想而创立的一种建立在通晓思维历史及其成绩的基础上的理论思维形式的马克思主义哲学。由于我国长期处于封建社会中，工业不发达，科学没有得到应有的发展，就决定了后两种唯物论——"机械唯物论"和"辩证唯物论"不可能在我国首先产生。伟大导师毛泽东同志在《矛盾论》中早就指出过："近百年来输入了欧洲的机械唯物论和庸俗进化论，则为资产阶级所拥护。"这清楚地说明机械唯物论是在欧洲 15 世纪后出现了现代科学的资本主义社会里产生，而在 1840 年鸦片战争后，随着帝国主义的侵略而输入中国的，它怎么会在我国古代的封建社会早期甚至是奴隶社会末期产生呢？这点应该搞清楚。还有人说五行学说是什么"机械唯物论和形而上学的唯心论"，把"唯物论"和"唯心论"混在一起，模糊二者的界限，不是一种折中主义的表现吗？

这里附带谈一下邹衍问题。邹衍在我国历史上究竟属于哪一家？司马迁在他所写的《史记》中，说孟轲"其后有邹子"。因此，过去人们就一直把邹衍当作儒家。我认为，在"文革"后的今天，我们有必要根据马克思主义观点对邹衍及其主要思想做一次重新评价。现在，我就在这里简单地谈一下自己在这方面的看法。

邹衍生在战国时代，《史记》说他稍晚于孟子。邹衍具有比较丰富的历史知识和地理知识，学问迂大而宏辩，所以当时有"谈天衍"之称。马茂元也说："到了战国后期……以阴阳家邹衍为代表又出现了一支以流海、蓬莱为中心的新的神话系统的萌芽。"（见《楚辞选》注）邹衍根据当时庞大的地理知识，提出了"大九洲"之说，说中国只是世界的一小部分，只是"天下八十一分之一"，用于反对儒家万古不变的"禹贡九洲"的旧说。在哲学上，他运用阴阳五行学说，倡导了变化不止的"五德终始论"。邹衍的著述早已失传，其详细内容我们现在不得而知，然据《史记》所载，他的主要思想是"五德终始之运"的"五德终始论"（见《史记·孟子荀卿列传》），"言土德从所不胜，木德继之，金德次之，火德次之，水德次之。"（见《七略》）历史的发展是按着"五行相胜"的循环顺序进行的。历史上每个王朝的出现，都体现了五行中某一种势力占统治的地位，这种学说看到了历史是变化的，而且有着必然的趋势，这正是社会大变革的产物。这种历史发展观打击了维护奴隶主阶级统治的儒家捏造的"殷因于夏礼，所损益，可知也；周因于殷礼，所损益，可知也。其或继周者，虽百世可知也"（见《论语·为政》）的"历史不变论"。它是为新兴的封建地主阶级向奴隶主阶级夺取政权服务的。新兴地主阶级在这种"变化论"思想指导下，冲破了奴隶主阶级统治人民的典章制度，出现了"礼崩乐坏"的局面，"臣弑其君者有之，子弑其父者有之"（《孟子·滕文公下》），向反动的奴隶主阶级发动了全面夺权，代表奴隶主阶级利益的思想家孔、孟等儒家者流，看到这种状况，大骂"君不君、臣不臣、父不父、子不子"，嚎叫要"克己复礼"，以维持奴隶主阶级统治的不变；代表新兴地主阶级利益的思想家邹衍，则持完全相反的态度，对儒家主张提出了反对的意见，说社会就是不断变化的，世界变化是自然规律，夺取政权是促进社会变化，应该如此。儒家说：人的贵贱地位是上天安排的，王权是神授的，不能变，如要违背上天意志去改变，上天是会"降祸"给以惩罚的；邹衍说：没有那回事，人的地位是"更贵更贱"的，这是客观世界的本身运动，与上天无关。正因为如此，邹衍才和孔、孟的遭遇不一样而受到了新兴地主阶级政治家的普遍欢迎，《史记·孟子荀卿列传》说："邹子重于齐。适梁，惠王郊迎，执宾主之礼。适赵，平原君侧行撇席。如燕，昭王拥彗先驱，请列弟子之座而受业，筑碣石宫，身亲往师之。作《主运》。其游诸侯见尊礼如此，岂与仲尼菜色陈蔡，孟轲困于齐梁同乎哉！"就证明了这一点。

邹衍死后，他的学说"五德终始论"（见《史记·秦始皇本纪》）被秦始皇所采用。汉代桑弘羊等御史、医生们也称赞邹衍，而文学、贤良等却对邹衍进行了恶毒的攻击，说什么"邹衍非圣人，作怪谈，惑六国之君，以纳其说。此《春秋》所谓'匹夫荧惑诸侯'者也"（见《盐铁论·论邹》）。这不也表明了邹衍思想和儒家思想对立吗？奇怪的是，在"文革"后的今天，居然还有人把邹衍归为儒家，和孟轲混在一起，这不能不令人感到遗憾！本来，"邹衍一派认为周王朝是'火气胜'的时代，代替周王朝而引起的是'水气胜'的时代。这些说法，意味着周王朝已经丧失自己存在的依据，从而出现一个新的统一政权是完全合理的"。（见《中国哲学史资料简编·邹衍》），然而有的文章却偏说："战国时期的儒家、唯心主义的思想家……邹衍，出于他们反动的政治目的……按五行的生克关系，推断出已经灭亡的周朝将会重新出现，以此欺骗人民，达到复辟奴隶制社会的目的。"攻击邹衍有"反动的政治目的"要"复辟奴隶制"，这是不对的。在邹衍生活的年代，邹衍创立"五德终始论"的时候，周朝已经灭亡了吗？历史事实恐不是如此。根据《史记》记载，公元前256年周赧王卒，后7年即公元前249年秦庄襄王始灭周，而邹衍适梁见魏惠王，在公元前334年魏襄王元年以前是没有问题的。现在我们假设邹衍适梁见魏惠王是在魏惠王最后一年即公元前335年（可能还早一点），再假设邹衍这时年为20岁（可能也不止这个年纪），至公元前249年周朝灭亡时就有106岁。邹衍是否活到了这个年纪尚很难说，难道他创立"五德终始论"的学说还会在他 106 岁即公元前 249 年周朝灭亡以后吗？

二、五行学说在祖国医学中的价值

五行学说，在祖国医学里是一种思想方法，又是祖国医学理论体系的一部分。几千年来，它一直不完全地指导了祖国医学的临床医疗实践，过去它在祖国医学里也一直保留有一定的位置。现在就来谈一谈它是怎么样进入到祖国医学里来的，在祖国医学里究竟有多大价值。

祖国医学是我国古代劳动人民长期与疾病做斗争的经验总结。依据马克思主义的观点，自从有了人类的出现，就有了医疗的活动。人类的医疗活动，总是与人类社会的生产活动密切相关，总是受人类社会的生产活动所支配。祖国医学就是随着我国古代农业、手工业生产的发展而逐渐发展起来的。

在古代，我国劳动人民在长期的生活生产实践中，创造了许多医疗方法，并在长期的医疗活动中，在不断与疾病做斗争的过程中，在人体解剖实验中，通过无数次的经验积累，逐渐地认识了人体的脏腑组织，逐渐地认识了人体脏腑组织的功能活动和病理变化，逐渐地认识了人体脏腑组织之间的相互关系，逐渐地认识了导致人体发病的致病因素，逐渐地认识了人和外界环境的相互关系，逐渐地认识了药物和其他疗法的治疗作用。人们通过对医疗实践经验的总结，使这些认识深化，初步形成了理论，又放到了医疗实践中检验。春秋战国时期，我国古代农业、手工业得到了较大的发展，推动了医学前进，也产生了先进思想，从而促进了我国古代社会的变革。在轰轰烈烈的奴隶起义推动下，新兴的地主阶级贯彻了一条"法后王"的路线，奖励耕战，重视医药，创造条件，向奴隶主阶级全面夺权。在战国后期，奴隶主阶级已经全面崩溃，新兴的地主阶级基本上占据了统治地位，他用以夺取政权的哲学思想"阴阳五行学说"已广泛流传应用，这时医学得到了进一步的发展。秦国自商鞅变法以来，做到了"主以尊安，国以富强"（《韩非子·和氏》），"山无盗贼，家给人足"（见《史记·商君列传》），"禽将破敌，攘地千里"（见《史记·范雎蔡泽列传》），"六国之民多西来"，这就给各地经验交流和总结前人知识创造了必要的条件。医学，为了适应当时社会生产发展的需要，把医学向前推进一步，采用了当时已经广泛流行的"阴阳五行学说"这一朴素辩证法作为思想指导，对战国时代及其以前的医疗经验和医学理论进行了一次全面总结，把人们对医学世界的认识引向了深入。例如古人在医疗实践中看到腹满喜按、口淡无味、不欲饮食、疲乏无力等，认为是脾的病变，于此推论出脾的生理功能是运化水谷精微以生气血，为了说明为什么独有脾能运化水谷精微以生气血而他脏不能，就根据"土爱稼穑"的理论，用取象比类的方法，认定"脾属土"；再例如古人在医疗实践中看到脾病腹满喜按、不欲饮食等导致了肺司呼吸的功能失常而病少气不足以息，于此推论出脾有促进肺脏功能活动的作用，为了说明脾和肺的关系不同于和他脏关系的所以然，就根据五行生克学说，认定这属"土生金"；又例如古人在医疗实践中看到肝病胁肋胀痛、性躁易怒等导致了脾的运化功能失常而病腹满不食，于此推论出肝有抑制脾脏功能活动的作用，为了说明肝和脾的关系不同于和他脏关系的所以然，就根据五行生克学说，认定这属"木克土"等。这次学术总结论述了人体各部分组织是一个统一的整体，论述了医学领域里的一切事物都是在互相促进、互相抑制的，都是在不断发展、不断变化的，都是在"变动不居"的。它表明了医学世界的统一性，表明医学世界的变动性，形成了比较系统和比较完整的祖国医学理论体系，创造性地写出了我国医学史上划时代的医学巨著——《黄帝内经》（还有《黄帝外经》，已早佚），为我国古代医学的发展奠定了比较牢靠的理论基础和实践基础，从而促进了我国古代医学的发展。后代医学家在五行学说的思想指导下，在自己的医疗实践中，紧密联系临床实际，创造了"虚则补其母""实则泻其子"的治疗原则和"滋水涵木""培土生金""左金平木""扶土抑木""壮水制火"以及"执中央以运四旁"等治疗方法，指导着祖国医学的临床实践，保障了劳动人民的身体健康。但是，五行学说的辩证法思想，是不彻底的，它解释事物较笼统，没有也不可能提出要"继续地向着尚未研究过的或者尚未深入研究过的各种具体的事物进行研究，找出其特殊的本质"，因而使祖国医学没有能够随着医学实践的发展而对医学上发展了的东西做进一步的深入研究，满足于原来的五行学说。五行学说代替了具体医学理论的创造，从而束缚了祖国医学的发展。正因为五行学说代替了具体医学理论的创造，所以它就又成了祖国医学理论体系的一部分。

由于五行学说的辩证法思想，不是建立在现代科学研究的基础上，它就容易被唯心主义所利用，在医学中也是如此。例如具有宋儒特征的运气学说，脱离了医学实践，抛弃了具体的医学内容，关在房子里把五行配合干支推演出每年的疾病，陷入了唯心主义的泥坑，它篡改了我国古代具有丰富医学内容而主张参验实际的运气学说的实质。因此，对待祖国医学里的五行学说必须加以区别，对于具有医学实践内容的部分，应该给以继承、研究、发扬，对于脱离医疗实践的唯心部分，应该给以扬弃和否定。我们认为，五行学说只能作为一种思想方法，作为一种知识，在医疗实践中对临床上所出现的现象进行认识，进行分析，不能用五行的生克关系无临床根据地去推论疾病的发展。五行学说指导临床医疗实践，也只是在一定场合中适用，不能把它当作疾病发展的普遍规律到处搬用，到处硬套。它必须以临床现象为基础才是有用的，如果把它在医学中的作用稍一夸大，就要陷入唯心主义。这就要求我们认真学习马克思主义的哲学，认真学习伟大导师毛泽东同志的伟大哲学思想，以辩证唯物主义和历史唯物主义为指导，正确地认识五行学说，正确地运用五行学说，正确地对待五行学说，把五行学说放在祖国医学的适当位置上，任何完全否定五行学说和夸大五行学说的做法，都是错误的。

有人说："……诸如培土生金法、滋水涵木法、壮水制火法等。我们不否认有些法则的实用价值，但是我们认为，这些行之有效的方法是广大劳动人民实践的总结，绝不是用五行学说生搬硬套出来的，恰恰相反，是五行说者盗用了劳动人民的实践成果，为其唯心主义的货色披上合理的外衣。"把提出"培土生金法""滋水涵木法""壮水制火法"等的古代医学家，骂为"五行说者"和劳动人民对立起来，是荒唐的！古代医学家在哪里说过这些治疗方法的医学实际内容是用五行学说生搬硬套出来的？明明是古代医学家对临床实践积累的经验给予了五行学说解释，却偏说是所谓"五行说者"的古代医学家"盗用了劳动人民的实践成果，为其唯心主义货色披上合理的外衣"，还说什么这些治疗方法"根本不需要用五行学说来解释，用脏腑学说可以解释得更清楚更全面"。试问"培土生金法"的医学内容，改用脏腑学说解释，怎样就"可以解释得更清楚、更全面"？无非是把它改成"补脾益肺法"。把培土生金法改成补脾益肺法就做到了"更清楚更全面"吗？没有。这里"补脾"为什么能"益肺"而不能"益肝"，"益肺"又为什么要"补脾"而不要"补心"？五行学说的"培土生金法"虽然解释得不太科学，也很笼统，但毕竟对其还是做了"所以然"的解释，引导人们的思想深入了一层，现在要把它改为"补脾益肺法"究竟具有多大意义？对于人们思想发展来说，对于哲学思想的要求来说，是促进还是促退？我们认为，对于这样有实践作为基础的五行学说的理论，应该研究提高，不应当采用简单粗暴的态度随便地一脚踢开。

有人说："我们在摒弃了五行学说以后，以肝脾之间的气血关系及肝胆主疏泄帮助消化功能说明肝脾之间的关系。以肝藏血，脾统血，统一在血液循环这一正常生理功能之下，显示了这两个内脏之间的密切关系以及在人体的重要作用，而绝不是什么'克我''我克'的机械关系。在病理情况下，肝的病变产生消化系统症状，正是肝胆主疏泄功能的异常表现。"这是一种似是而非的说法。肝脾之间的关系，废除了五行学说的解释，说："以肝藏血，脾统血，统一在血液循环这一正常生理功能之下。"试问只血液循环就能体现肝脾之间的全部关系吗？显然不能。大乌头煎之治寒疝绕脐痛之证并不在血分，痛泻要方之治腹痛即泄，泄即痛已之证也不在血分，就是其例。木克土的解释，虽然很笼统，不具体，这是缺点，但它概括了包括血液循环在内的肝脾之间的多方面关系，这又是优点。说"肝的病变产生消化系统症状，正是肝胆主疏泄功能的异常表现"，何谓"疏泄"？疏泄功能为什么"归肝胆所主"？肝胆疏泄功能的异常为什么"产生消化系统症状"？在目前来说，废除了五行学说的解释，这统统都是无法解释的。

有人说："五行学说虽然承认机体各器官之间是互相联系、互相制约的，然而却把这种联系解释为某一脏只能与另外一脏单线联系，其他则都是间接联系。"这是对五行学说相互关系的歪曲。谁都知道，五行学说中的任何一"行"都以"我生""生我""我克""克我"的规律和其他四"行"发生直接联系。这种学说，运用于祖国医学里说明五脏之间的相互关系时，就是五脏中的任何一脏都和其他四脏发生直接联系。脏腑之间不存在什么"……都是间接的联系"。

有人说："在教学实践中体会到没有五行，解释人体的生理病理更切合临床实践，尤其按照生理病理的本来面目解释，学员容易理解，更具有说服力。以往西学中班学员总感到中医理论什么都好，就是金、木、水、火、土别扭，甚至有的认为五行学说听了幼稚可笑。"这种说法是不合实际的。以往西学中班学员是"总感到中医理论什么都好"吗？在教学中不用五行学说解释生理病理就"更切合临床实践"了吗？"按照生理病理的本来面目"解释祖国医学的脏腑功能活动及其相互之间的关系，更具有"说服力"，这个"本来面目"是什么？还说"将五行学说完全排除，在实际教学中并没有感到有什么困难"，我不信。我认为除非将祖国医学的一部分理论删去不讲或对某些问题解释在一般水平上，或者将西医的理论拿来牵强附会，否则，是不可能的。我在近20年的中医教学过程中，只体会到祖国医学的很多理论，光用五行学说来解释是不通的；同样，祖国医学某些理论，不用五行学说来解释也是不通的，如：心生血、肝主筋、肺合皮毛、肾开窍于耳、脾在味为甘，以及"肝生于左，肺藏于右"等。

有人说："五行学说的理论不利于中西医结合，五行的金、木、水、火、土究竟是什么物质概念？怎样用现代医学理论去阐明它？到目前为止，还没有这样的研究……某些语言与现代又格格不入，诸如'培土生金''益火生土'等，应用脏腑之间关系去说明有什么不可以吗？……为什么偏要抱住五行学说不放呢？"恩格斯教导我们："不管自然科学家们采取什么样的态度，他们总还是在哲学的支配之下。"这就表明了自然科学家研究问题总是在一定的世界观和方法论支配下进行的。人们的世界观和方法论，决定着人们对事物的认识和态度，人们的认识和态度，决定着人们在学习和研究上所取得成就的大小。用形而上学的观点和怀疑态度对待祖国医学五行学说，这就不能不使其在学习时"又吃力又糊涂"，既然对它的学习还是"糊涂"，为什么要诬蔑它的理论"不利于中西医结合"，而批判别人"抱住五行学说不放"？这不正是唯心论的先验论在作怪吗？还说什么"心主笑"等理论和"中西医结合工作背道而驰""培土生金"等理论与现代"格格不入"，这是对祖国医学理论的诬蔑！诚然，这些理论，由于产生于我国古代，没有和现代科学结合，语言缺乏时代性，但它有实践基础，这就具有科学的内容，我们有责任和义务，在伟大的毛泽东思想指导下，用现代科学的知识和方法，紧密结合临床医疗实践，对它加以认真的研究，探讨出它的实质，以现代语言进行阐述，把它提高到现代科学水平上来，与现代医学结合，使其成为我国统一的新医药学的一部分，没有权利攻击它和"中西医结合"工作是什么"背道而驰""格格不入"从而把它完全否定。其实，它倒是和形而上学的观点有些"背道而驰"和"格格不入"。中央早就指出：继承发扬祖国医学遗产，实行中西医结合，创造我国统一的新医药学，关键在于"西医学习中医"。一些西医学习了中医，成了中西医结合的关键，但对祖国医学的五行学说，长期抱着全面怀疑的态度，不加分析，不加研究，不加探讨，现在反而把这作为否定五行学说的理由，说："五行的金、木、水、火、土究竟是什么物质概念，怎样用现代医学理论去阐明它，到目前为止还没有这样的研究。"如果祖国医学理论中到目前为止还没有研究的东西都应该否定，那么，心藏神、肾藏精、肝喜条达、肺通调水道、脾统血和营行脉中、卫行脉外，风、寒、暑、湿、燥、火、喜、怒、忧、思、悲、恐、惊等，以及宽中理气法、甘温除热法、养心安神法、柔润熄风法、温中祛湿法、回阳救逆法、发汗解表法、芳香逐秽法、渗湿利水法、益气生津法、养阴清热法等，不都是要否定吗？对于祖国医学遗产，企图以西医理论为唯一标准去阐明，合得上就算科学，合不上就算不科学，就给以否定，这不正是民族虚无主义的一种表现吗？

三、结语

（1）五行学说是在我国奴隶制开始崩溃而"礼崩乐坏"的春秋时代产生的，是在"万物本原唯水说"的基础上发展而来的，是在我国古代劳动人民长期的生活生产实践中创造出来而由古代哲学家整理而成的。它阐明了世界的物质性和多样性，打击了殷周以来奴隶主阶级所拼命宣扬的"天命观"，使人们的思想从宗教迷信的束缚下得到了解放。

（2）战国前期，反动的奴隶主阶级已经全面崩溃，新兴的封建地主阶级蓬勃兴起，人们在社会实践中，看到了世界的统一和变化，产生了"五行生克说"，阐明了世界一切事物都是互相联系、互相制约和不断发展、不断变化的。这就使五行学说从古代朴素唯物论的认识论演变成了古代朴素辩证法的方法论，严重打击了奴隶主阶级所宣扬的"社会制度只有损益没有改变"的为反动统治阶级服务的"社会不变论"，成了新兴地主阶级向奴隶主阶级夺取政权的思想武器，促进了我国古代社会的发展，促进了我国古代生产和科学的前进。

（3）五行学说的辩证法思想，不是建立在科学研究的基础上，带有朴素的自发的性质，限于当时社会历史条件，它的辩证法思想是不彻底的，不可能完全解释世界，由于它不是建立在科学研究的基础上，所以它可以和唯物主义相结合，如古代医学；也可以被唯心主义所利用，如古代"日者"。

（4）战国后期，新兴地主阶级已取得了政权，五行学说得到了广泛流行。我国古代医学家为了适应法家保护社会生产力和军事战斗力的需要，采用了阴阳五行学说为思想指导，对战国时代及其以前的医疗实践经验和医学理论知识进行了一次全面总结，阐明了医学世界的统一性和变动性，形成了比较系统和比较完整的祖国医学理论体系，促进了我国古代医学的发展。

（5）由于五行学说解释事物很笼统，它的辩证法思想又缺乏彻底性，因而使祖国医学没有能够随着医学实践的发展而对医学上发展了的东西做进一步的深入研究，五行学说代替了具体医学理论的创造，从而束缚了祖国医学的发展。正因为五行学说代替了具体医学理论的创造，所以它就又成了祖国医学理论体系的一部分。

（6）在祖国医学里，五行学说只在一定场合下适用，不能把它当作普遍规律去硬套一切医学现象。它只能作为一种思想方法、一种知识，在临床实践中去认识疾病、分析疾病，不能拿它的相生相克关系去推论疾病的发展。

（7）在中西医结合过程中，对五行学说所包含的有实践作为基础的医学内容，只能以科学的知识和方法，对它加以认真的研究，探讨出它的实质，把它提高到现代科学水平上来，与现代医学结合，使之成为我国新医药学的一部分，不能因其语言陈旧就采取简单粗暴的态度把它有用的医学内容也一概否定。当然，对于祖国医学里五行生克推论出来而完全脱离实际的空洞理论，毫无疑问，都是应该扬弃的。

（1977 年）

试论《黄帝内经·素问直解》

　　《汉书·艺文志·方技略》载"《黄帝内经》十八卷",而未及《素问》之名。《素问》这一书名,首见于东汉张仲景《伤寒杂病论集》中,晋代皇甫谧《针灸甲乙经·序》说:"按《七略·艺文志》'《黄帝内经》十八卷'。今有《针经》九卷,《素问》九卷,二九十八卷,即《黄帝内经》也。"据此,则《汉书·艺文志·方技略》所载《黄帝内经》之书实还有《素问》在内,而《素问》乃《黄帝内经》中一部分内容也,唯其在流传过程中又单独作为一部书耳,故《隋书·经籍志·子部》亦著录为"《黄帝素问》九卷"也。

　　概诸《素问》、《针经》或《灵枢》在内的《黄帝内经》,论述了人体解剖、生理、病因、病机、诊断、治则、摄生等方面的基本理论和各种医疗方法,形成了比较系统和比较完整的理论体系,促进了我国古代医学的发展,是张仲景撰写《伤寒杂病论》的重要参考书之一,即所谓"开《伤寒》《金匮》之治法"者也。现在又为我们继承发扬祖国医学的必读之书。然《素问》成书时间较早,约当战国之世,文字古奥,义理深邃,较难读晓,而古医家对《素问》研究所做的注释,则为我们今天研习《素问》之书提供了方便。

　　《素问》有注,始于隋代全元起。唯全注《素问》于宋后即已失而不传矣!

全元起之后，在唐代，有启玄子王冰氏者，对《素问》一书进行了全面整理和注释，并将其从郭子斋堂受得其先师张公秘本用以填补了《素问》的亡佚，将《素问》一书勒成为二十四卷，使《素问》一书得以如今之貌而流传未绝，此诚王冰次注之功也。王冰生于近古之世，其注《素问》一书，文字质朴，未尚华饰，所得《素问》之本义为多，于祖国医学基本理论的发挥亦复不少，足补《素问》之不逮。唯惜其注释有些部分简略，且遗而未注者亦夥。至宋，林亿、孙奇、高保衡等又对《素问》次注做了新校正，并保存了全注的零星内容和全注《素问》的篇卷概貌。其后，马莳、吴昆、张志聪、高世栻辈竞相为注，使《素问》注本渐至多种，且另有杨上善《太素》、张介宾《类经》等则合《素问》、《针经》或《灵枢》之文重新编撰而并为之注，从而使"施行不易，披会亦难"（王冰《素问序》语）的《素问》内容可以为人阅读矣。

其中，高世栻者，字士宗，清代浙江钱塘人，师事张志聪研习《黄帝内经》等书，《清史稿·列传二百八十九·艺术一》谓其"少家贫，读时通俗诸书，年二十三即出疗病，颇有称。后自病，时医治之，益剧，久之，不药，幸愈，幡然悔曰：'我治人，殆亦如是，是草菅人命也。'乃从志聪讲论轩、岐、仲景之学，历十年，悉窥精奥。"高氏学成之后，认为《素问》一书的各家注释，非苟简隙漏，即肤浅不经，至张志聪《素问集注》则意义艰深，失于隐晦，仍不便初学者研习，于是乃更为之注，而写《黄帝内经·素问直解》。高氏之注《素问》，吸收了各家《素问》注解之优，于每篇先诠释篇名，阐明其前后篇的连贯关系，次及篇中大旨逐步拈出，将一篇之中的内容分为数节，使学者易于领会，自诩其注释直接明白，此即其书之所以题之曰"直解"者也。

高氏《素问》之注，语言多要而不繁，文字亦可称晓畅，确乎符合其"直解"之实，而对经文之注释又鲜有遗漏者，真可谓"《素问》有其文，而高氏即有其解"也。在阐发《素问》经义上，高氏亦每有其独到之见地，例如其注《生气通天论篇第三》中"因于气，为肿"之文说："气，犹风也。《阴阳应象大论》云：'阳之气，以天地之疾风名之。'"这种见解，实较他注均优。这里高氏引用《阴阳应象大论篇第五》之文为据而训"气"为"风"，使其文成为"因于风"之句，与其上文"因于寒""因于暑""因于湿"等句构成了"风""寒""暑""湿"四气连述，是正确的。这是古文献上常可见到的用法。"因于风，为肿"的医学思想，在《平人气象论篇第十八》中亦可找到例证，即所谓"面肿曰风"者是也。再例如其注《五脏别论第十一》中"所谓五脏者，藏精气而不写（通"泻"）也，故满而不能实，六腑者，传化物而不藏，故实而不能满也"一段说："申明所谓五脏者，藏精气之凝结而不输写也，但藏精气，无有糟粕，故满而不能实；若六腑者，化传食物，输写不藏，故实而不能满也。盖凝结之精气充足则曰满，饮食之糟粕充足则曰实。"这就指出了此文之"满"主要是指"无形质的精微的气态物"，而"实"则主要是指"有形质的粗糙的固态物"。此文"满""实"二字的这种义训，比古代一些随文敷衍的解释具体而清楚，也比今人随意解说者为正确。又例如其注《大奇论篇第四十八》中"脉至如喘，名曰暴厥"之文说："喘，疾促不伦也。"这里虽未注明此文"如"字当读为"而"，然于"喘"字之义则解释为"脉"来"疾促不伦"，尚属简捷明了而确切。《说文·口部》说："喘，疾息也。"是"气息疾速"为"喘"，而"喘"有"疾"义也。根据古文字训诂的引申原则，"喘"为"气息疾速"而有"疾"义，自可引申以为"脉来疾速"之用，故《素问》中每有以"喘"字阐述其"脉来疾速"者。从而表明了高氏"喘"字之注实较他注为优也。还有，高氏于《五运行大论篇第六十七》中阐述"大气"与"六元之气"的关系时说"统言之，则曰大气；析言之，则有燥、暑、风、湿、寒、火六气。"于《六微旨大论篇第六十八》中阐释"故器者，生化之宇"的"器"字时，即本《周易·系辞上》"形乃谓之形"之义，说"凡有形者谓之器，人与万物生于天地之中，皆属有形，均谓之器"，等等，则均有其自己的见解。

《素问》一书在其长期流传过程中，由于种种原因，以致其内容脱误者颇多，高氏都进行了仔细考校，确参订正。其于文字脱落者，则增补之，如《缪刺论篇第六十三》中"缪传引上齿，齿唇寒痛，视其手背脉血者去之，足阳明中指爪甲上一痏……"的"一痏"字上补入"各"字是其例；其于文字衍剩者，则删削之，如《缪刺论篇第六十三》中"邪客于足少阴之络，令人嗌痛不能内食，无故善怒，气上走贲上，刺足下中央之脉各三痏，凡六刺，立已。左刺右，右刺左"之文提出了删去"左刺右，右刺左"六字是其例；其于文字讹错者，则改正之，如《至真要大论篇第七十四》中"夫五味入口，各归所喜攻，酸先入肝，苦先入心……"之文改成了"夫五味入口，各归所喜，故酸先入肝，苦先入心……"是其例；其于文字倒误者，则移易之，如《脉要精微论篇第十七》中"五色精微象见矣，其寿不久也"之下的"夫精明者，所以视万物，别黑白，审短长。以长为短，以白为黑，如是则精衰矣"一段，移至"夫精明五色者，气之华也"文前是其例。其订正《素问》中所谓错讹脱误者共达 80 余处之多，对学者很有启示和帮助。高氏生于清代早期，缺乏考据学知识，所解《素问》虽不无想当然之处，然高氏治学勤恳，研讨努力，其所写《黄帝内经·素问直解》之书，仍是学者研习《素问》的一部重要参考书籍。清光绪年间淳安教谕仲学辂论述过高氏撰写《黄帝内经·素问直解》的原因及《黄帝内经·素问直解》一书的特点、价值和作用。他说："当隐庵之注《素》《灵》也，及门方盛，师若弟融会《黄帝内经》全部精蕴，逐层发挥，荒经之家率嫌其晦，士宗因作《直解》，专取隐庵言外之意，以明先圣意中之言，如锥画沙，如印印泥，视《集注》殆无多让焉……《素问》为《灵枢》所托始，亦即医道所托始，《直解》尤利初学。此书不出，初学何观！……世有读《集注》而不能咀嚼者，还求之《直解》可矣。"这就表明了高氏的《黄帝内经·素问直解》本是初学《素问》者的一部不可缺少的《素问》注释书，近又经于天星君加"按"于每篇末附出"讨论意见"亦即"联系临床实际，做了若干必要评述"而出版，从而使其书更富有优越性，对初学者有了更大的帮助，就是对《素问》研究者来说，也不失为一部有益的参考书，故颇值得一读。

（1982 年）

论祖国医学中古代运气学说

《黄帝内经·素问》一书中现在所载的《天元纪大论》《五运行大论》《六微旨大论》《气交变大论》《五常政大论》《六元正纪大论》《至真要大论》等七篇，是专门论述祖国医学中古代运气学说的，所以人们一般把它叫作"运气七篇"。这是祖国医学不可分割的一部分。它有着丰富的医学内容和宝贵的辩证法思想，在祖国医学的长期发展过程中，一直起着积极的促进作用。汉末张仲景根据"运气七篇"和其他几部古典著作的医学思想，总结了当时的医学知识和自己的医疗经验，写出了理、法、方、药全备的《伤寒杂病论》一书，系统论述了辨证施治，这是我国古代医药的一大发展；宋代刘完素对"运气七篇"进行了深入的研究，结合自己的医疗实践，写出了《素问玄机原病式》一书，提出了"六气皆可以化火"的论点，卓然成为我国医学史上的一大家，这就是其中突出的例子。

一、"运气七篇"的写作年代

宋代林亿等人说过："《素问》第七卷亡已久矣。……观《天元纪大论》《五运行论》《六微旨论》《气交变论》《五常政论》《六元正纪论》《至真要论》七篇，居今《素问》四卷，篇卷浩大，不与《素问》前后篇卷等，又且所载之事与《素问》余篇略不相通，窃疑此七篇乃《阴阳大论》之文，王氏取以补所亡之卷，犹《周宫》（当作《周礼》）亡《冬宫》以《考工记》

补之之类也。"又说："汉张仲景《伤寒论·序》云'撰用《素问》《九卷》《八十一难》《阴阳大论》……'是《素问》与《阴阳大论》两书甚明，乃王氏并《阴阳大论》于《素问》中也。要之《阴阳大论》亦古医经，终非《素问》第七矣。"（均见《黄帝内经·素问序》新校正注）据此，则"运气七篇"乃《阴阳大论》一书，而非《黄帝内经·素问》之文。然《阴阳大论》之书，现在也别无传本，独《针灸甲乙经》中，有题《阴阳大论》的一篇，但其所载内容，全是《素问·阴阳应象大论》之文，而皇甫谧又明谓他的《针灸甲乙经》一书，是根据《素问》《针经》《明堂孔穴针灸治要》等三书编撰而成，没有采用过《阴阳大论》一书。这说明了《针灸甲乙经》中的《阴阳大论》这一篇，不是古代的《阴阳大论》之书，而是"阴阳应象大论"脱落了"应象"二字或者是皇甫谧写这一篇题时随意略去了"应象"二字，使之成为"阴阳大论"这样一个篇题。如果不是这里少了"应象"二字，是《阴阳应象大论》之题多了"应象"二字，而《阴阳应象大论》就是古代《阴阳大论》之书，张仲景是不会在《伤寒论·伤寒杂病论集》中说他所写的《伤寒杂病论》是既撰用《素问》又撰用《阴阳大论》的。因此，林亿等所谓"运气七篇"即古代《阴阳大论》之说，是可以采取的。

《阴阳大论》一书，东汉初年班固撰写的《汉书·艺文志》不载，表明它不是东汉建武以前的作品；而且它用了干支纪年，如它说"天气始于甲，地气始于子，子甲相合，曰命岁立"和"甲子之岁"、"乙丑岁"、"丙寅岁"、"丁卯岁"、"戊辰岁"（见《六微旨大论》）以及"甲己之岁"、"乙庚之岁"、"丙辛之岁"、"丁壬之岁气"、"戊癸之岁"、"子午之岁"、"丑未之岁"、"寅申之岁"、"卯酉之岁"、"辰戊之岁"、"己亥之岁"（见《天元纪大论》）等，更表明它不是西汉以前的作品。我们知道，在古代，干支只用于纪日，西汉以前，是不以干支纪年的。用干支纪年，只是从东汉初期光武帝刘秀建武年间才开始的。因此，《阴阳大论》成书年代的上限，不会早于东汉初年建武以前，而只能在这以后。

《阴阳大论》这一书名，首见于《伤寒论·伤寒杂病论集》。它说："撰用《素问》《九卷》《八十一难》《阴阳大论》《胎胪》《药录》，并平脉辨证，为《伤寒杂病论》合十六卷。"张仲景写《伤寒杂病论》的时候，就已经把《阴阳大论》一书作为他的重要参考书籍，表明《阴阳大论》一书早于张仲景的《伤寒杂病论》而存在。张仲景为东汉末年灵、献时代的人，因而，《阴阳大论》成书年代的下限，不会晚于东汉末年灵、献时代以后，而只能在这以前。

综上所述，我们可以看出，《阴阳大论》即《素问》"运气七篇"的成书年代，是在东汉初期刘秀建武至东汉末期灵、献时代之间。

二、《素问》中运气学说的辩证法思想

《素问》运气七篇中运气学说（以下简称"《素问》中运气学说"），总结了我国古代劳动人民在长期生活生产实践中逐渐产生和发展起来的辩证法思想，论述了辩证法则在祖国医学中的应用。

祖国医学早在《黄帝内经》成书的战国时代，就已经认识到：自然界一切事物都不是孤立的，人体各部组织是相互联系、相互制约的，自然界各种事物也是相互影响的，人体各部组织是一个统一的整体，而人与自然界也是息息相关的。在当时已经发展起来的阴阳五行学说这种古代朴素辩证法思想指导下，古代医学家用取象比类的方法，阐明了这个医学世界的统一性；并且还指出了自然界一切事物内部都有阴阳对立的两个方面，这两个方面是互相联系、互相为用的（"阴在内，阳之守也；阳在外，阴之使也"），又是相互斗争的（"阴胜则阳病，阳胜则阴病"）。二者总是反映出"阴阳交争""阴阳相薄"来，而"交争""相薄"的结果，还在一定条件下各向自己的对立方面发生转化。所谓"重阴必阳，重阳必阴""寒极生热，热极生寒"即是。事物阴阳对立的矛盾运动，推动着事物的不断变化和发展，促成着事物进行"生长壮老已"的过程。"阴阳者，万物之

能（能即"台"字，读为"胎"）始也。"阴阳对立统一运动，普遍存在于世界万物之中，是世界万物生长发展进行"生长壮老已"的根本动力。所以《素问·阴阳应象大论》说："阴阳者，天地之道也，万物之纲纪，变化之父母，生杀之本始，神明之腑也。"

《素问》中运气学说，继承了这份宝贵的思想遗产，并在医学的具体应用上有了发展。它在前人思想成就的基础上提出了"阴阳""刚柔""天地""升降""出入""上下""内外""先后""寒暑""盛衰""盈虚""气形""邪正（真）""本标""逆顺""迟速""动静""胜负""缓急""深浅""厚薄""补泻""散收"等相对概念。这一切以阴阳学说为总纲，受阴阳学说的统辖，是阴阳学说在各方面的具体应用。而阴阳学说则是事物内部运动的基本形式，是事物普遍存在的运动规律。

《素问》中运气学说在论述这些相对概念的同时，明确指出了事物对立的两个方面，不是绝对分离、互不相干的，而是"阳中有阴，阴中有阳"（见《天元纪大论》），"上下交互"在一起，并且还"上胜则天气降而下"，天气转化为地气，"下胜则地气迁而上"，地气又转化为天气（见《六元正纪大论》），阴阳对立的双方在一定条件下是要向自己对立的方面进行转化的，所以《素问·六元正纪大论》说："动复则静，阳极反阴。"《素问·天元纪大论》说："动静相召，上下相临，阴阳相错，而变由生也。"这表明了对立双方的斗争促进事物的变化。

"君火之右，退行一步，相火治之；复行一步，土气治之；复行一步，金气治之；复行一步，木气治之；复行一步，君火治之"（见《六微旨大论》），自然界一切事物都是"变动不居"的，从而《素问》中运气学说明确地提出了一个"动而不已"（见《六微旨大论》）的辩证新观点，论述了世界万物都是处在不断运动、不断变化的过程中。事物内部阴阳的不断运动，使事物得到不断的发展和变化，"曰阴曰阳，曰柔曰刚，幽显既位，寒暑弛张，生生化化，品物咸彰"（见《天元纪大论》），事物都进行着正常的"生长壮老已"或"生长化收藏"的发展过程，自然界呈现出一片蓬蓬勃勃的繁荣景象。阴阳的对立统一如被破坏，发生"阴阳离决"，失去运动，"出入废则神机化灭，升降息则气立孤危"，事物也就完结，生命也就终止了。所以世界上一切事物，都是"非出入则无以生长壮老已，非升降则无以生长化收藏"（见《六微旨大论》）的。

谁都知道，任何运动规律都是依赖于物质的存在而存在，阴阳运动也不例外。没有物质就没有运动。《素问》中运气学说根据《周易·系辞上》所谓"形乃谓之器"，提出了"器"这个有形质的物体作为阴阳运动、万物生化的物质基础。它说："器者，生化之宇。器散则分之，生化息矣"（见《六微旨大论》）。这就表明《素问》运气学说认为有形质的物体，是阴阳运动的基础，是事物生长发展的根本，没有物体就没有阴阳运动的存在，也就没有事物的生长和发展。从而又表明了运气学说的古代朴素的唯物论观点。

阴阳对立统一的矛盾运动，普遍存在于一切物体中，"是以升降出入，无器不有"（见《六微旨大论》），因而任何物体的运动，都是"无不出入，无不升降"（见《六微旨大论》）的。

《素问》中运气学说还认为一切事物的发展都不是绝对平衡的，世界上等同的事物是不存在的。论中所说的"气用有多少，化治有盛衰""病形有微甚，生死有早晏"（均见《六元正纪大论》），"气味有厚薄，性用有躁静"，以及"治有缓急，方有大小""证有中外，治有轻重"（均见《至真要大论》）等，就是表达了这种观点。

三、《素问》中运气学说对中国医学的贡献

《素问》中运气学说在古代朴素的辩证法思想指导下，以干支立年为工具，论述了"肝""心""脾""肺""肾"五脏和"风""寒""暑""湿""燥""火"六气错综复杂、变化为病的规律以及其相应的治疗原则，系统地总结了我

国东汉以前的医疗经验，发展了《黄帝内经》的医学思想，为祖国医学的进一步发展做出了贡献。

《素问》中运气学说在人体与自然环境是一个统一整体的思想指导下，在《黄帝内经》医学理论的基础上，把"在天为气"的自然界风、寒、暑、湿、燥、火等所谓"六气"与人体三阴三阳经脉紧密联系在一起，把"在地成形"的自然界木、火、土、金、水等所谓"五行"与人体五脏紧密联系在一起，运用司天在泉、客主加临、淫郁胜复、太过不及等理论，论述了风、寒、暑、湿、燥、火等六气伤人及其风、寒、暑、湿、燥、火相兼而导致的人体脏腑经脉病变的规律，论述了人体脏腑和经脉的复杂病证，这就发展了《黄帝内经》在这方面的医学理论，使之能更有效地指导医疗实践。记述了包括内科、外科、妇科、眼科、口腔和耳鼻咽喉等各科的共四百多个病证，丰富和发展了《黄帝内经》所载病证的内容，表示了对医学世界认识的进一步深化。它还由博返约，把这些病证做了归纳，找出了六气为患导致人体发生病变的基本规律，提出了"厥阴所至为里急""为支痛""为软戾""为胁痛呕泄"；"少阴所至为疡疹身热""为惊惑恶寒战栗谵妄""为悲妄衄蔑""为语笑"；"太阴所至为积饮否隔""为稸满""为中满霍乱吐下""为重附肿"；"少阳所至为嚏呕，为疮疡""为惊躁瞀昧暴病""为喉痹耳鸣呕涌""为暴注眴瘛暴死"；"阳明所至为浮虚""为鼽尻阴股膝髀腨胻足病"（疑此句文字有误），"为皱揭""为鼽嚏"；"太阳所至为屈伸不利""为腰痛""为寝汗，痉""为流泄禁止"（见《六元正纪大论》），特别是提出了"诸风掉眩，皆属于肝；诸寒收引，皆属于肾；诸气愤郁，皆属于肺；诸湿肿满，皆属于脾；诸热瞀瘛，皆属于火；诸痛痒疮，皆属于心；诸厥固泄，诸属于下；诸痿喘呕，皆属于上；诸禁鼓栗，如丧神守，皆属于火；诸痉项强，皆属于湿；诸逆冲上，皆属于火；诸胀腹大，皆属于热；诸躁狂越，皆属于火；诸暴强直，皆属于风；诸病有声，鼓之如鼓，皆属于热；诸病胕肿，疼酸惊骇，皆属于火；诸转反戾，水液浑浊，皆属于热；诸病水液，澄澈清冷，皆属于寒；诸呕吐酸，暴注下迫，皆属于热"（见《至真要大论》），即所谓"病机十九条"（实际上，当还有燥邪为病之文，今脱落），两千多年来一直脍炙人口，对祖国医学的发展起了重要作用。

《素问》中运气学说根据运用司天在泉、客主加临、淫郁胜复、太过不及等理论所阐明的疾病规律，还相应地规定了治疗这些疾病的原则，例如《至真要大论》提出的"风淫于内，治以辛凉，佐以苦，以甘缓之，以辛散之""木位之主，其写以酸，其补以辛"等论述。它还根据疾病的一般规律，提出了"寒者热之，热者寒之，微者逆之，甚者从之，坚者削之，客者除之，劳者温之，结者散之，留者攻之，燥者濡之，急者缓之，散者收之，损者温之，逸者行之，惊者平之"等治疗的普遍法则和"大毒治病，十去其六；常毒治病，十去其七；小毒治病，十去其八；无毒治病，十去其九；谷肉果菜，食尽养之，无使过之"以及"大积大聚，衰其大半过乃止"的给药原则。所有这些，至今在临床上仍不失其指导意义。

四、小结

东汉时代的唯物主义者王充在他所写的《论衡·明雩篇》中说过："夫天之运气，时当自然。"《素问》中"运气七篇"的运气学说，是根据人们在长期的生活实践和医疗实践中观察自然界气候变化及其影响人体发生疾病所获得的丰富经验，运用阴阳对立统一规律总结出来的，是唯物的。它以"五运回薄""六气往复"的"变动不居"，阐述了自然界气候的不断变化，而影响人体发生的疾病也在不断发展，这与汉儒董仲舒倡导的"天不变，道亦不变"的形而上学观是背道而驰的。它在论述了风、寒、暑、湿、燥、火"六气"变化导致人体发病的规律的同时，提出了相应的治疗这些疾病的法则，表达了疾病规律可以认识、疾病可以治疗的正确观点，实际上反对了"死生有命"的"宿命论"思想。它以干支立年为工具，讨论自然界气候变化及其导致人体发病的规律，似乎是有六十岁一周的循环论倾向，但它明确指出了气候是"应常不应卒"（见《气交变大论》），自然界是"时有常位，而气无必"（见《至真要大论》），不是用甲子推算其时至其气亦必至的，它注重参验，讲究效用，在《气交变大论》中提出了"善言天者，必应于人；善言古者，必验于今；善言气者，必彰于物"，强调理论必须紧密联系于实际，理论只有符合于实际才是有用的，主张在医疗实践中正确地运用这个理论。这就说明它以实践为基础，把理论牢靠地放在实践的基础之上，就使这个理论自然而然地具有了朴素唯物主义的实质。它在《黄帝内经》的基础上，发展了我国的古代医学，又促进了后世医学的发展。由于它受到当时社会历史条件的限制，不可避免地存在某些错误的东西，但它与后来带上了严重的唯心主义色彩的运气学说是有着本质区别的。在宋代，由于程朱理学思想的影响，受程朱理学思想统治的运气学家，抛弃了《素问》中运气学说的丰富的医学实际内容和宝贵的辩证法思想，把干支立年这个运气学说的外壳拿来加以固定化，以干支立年为基础，机械地推算出某年为某气司天必发生某病而当用某药，给人们规定了一个万古不变的"模式"，这就脱离了事物发展的客观实际，陷入了唯心主义的泥坑。这种宋儒运气学说阉割了《素问》中运气学说的灵魂，与《素问》中运气学说名同而实异，所以沈括在《梦溪笔谈·象数一》中说："医家有五运六气之术，大则候天地之变，寒暑风雨，水旱螟蝗，率皆有法；小则人之众疾，亦随气运盛衰。今人不知所用，而胶于定法，故其术皆不验。"然而现在有些人对《素问》中运气学说和带着严重宋儒色彩的运气学说不加区别，混为一谈，或者统加赞扬，或者均加否定，这都是因为没有考察祖国医学运气学说的变化史，没有深究名同而实异的两个运气学说的实质，缺乏对运气学说的真正认识，因而总是人云亦云，甚至信口雌黄，妄加评说，这是不对的。

（1979 年）

论祖国医学六淫学说的形成

在祖国医学里，导致人体发生疾病的因素，以前一般认为有三类：①风、寒、暑、湿、燥、火等邪气，叫作"六淫"，自人体外而入，为"外因"；②喜、怒、忧、思、悲、恐、惊等邪气，叫作"七情"，自人体内而生，为"内因"；③房室、金刃、虫兽、饮食、劳倦所伤，既不类于六淫，又不类于七情，为"不内外因"。（这种分类方法，现在看来不太科学，这里为了叙述方便，故仍沿用了这种分类）这里打算简单地探讨一下"六淫学说"的形成过程，这对于整理祖国医学的基本理论，也许还是有些益处的。

六淫学说，在祖国医学里是有一个形成过程的。根据现有文献资料记载，在我国历史上的春秋时期，出现了"六气病因说"。《左昭元年传》说："天有六气，降生五味，发为五色，徵为五声，淫生六疾。六气，曰'阴阳风雨晦明'也，分为四时，序为五节，过则为菑，阴淫寒疾，阳淫热疾，风淫末疾，雨淫腹疾，晦淫惑疾，明淫心疾。"所谓"阴淫寒疾"，乃"寒邪"为病；所谓"阳淫热疾"，乃"热邪"为病；所谓"风淫末疾"，乃"风邪"为病；所谓"雨淫腹疾"，乃"湿邪"为病。其"风""雨""寒""热"四者自外伤人，为引起疾病发生的外来邪气，属"外因范畴"；所谓"明淫心疾"，是体内产生的情志为病，邪自内生，属"内因范畴"；所谓"晦淫惑疾"，是房劳为病，不属内外因，而属"不内外因范畴"。这就说明了"六气病因说"，并不是前人一般所说的"六淫学说"。之后，《管子·度地》

（据学者考证，为战国作品）说："大寒、大暑、大风、大雨，其至不时者，此谓'四刑'，或遇以死，或遇以生（告），君子避之，是亦伤人。"也只提出了风、雨、寒、暑四种外邪。在战国后半期，吕不韦的门客写成的《吕氏春秋·季春纪·尽数》说："大寒、大热、大燥、大湿、大风、大霖、大雾，七者动精则生害矣。"提出了寒、热、燥、湿、风、霖、雾七种外邪。在医学领域里，这时出现了伟大的医学著作《黄帝内经》一书，形成了比较完整的祖国医学理论体系，也发展了祖国医学的病因理论。《灵枢·口问》说："夫百病之始生也，皆生于风雨寒暑，阴阳喜怒，饮食住处，大惊卒恐。"《灵枢·顺气一日分为四时》说："夫百病之始生者，必起于燥湿寒暑风雨，阴阳喜怒，饮食居处。"《灵枢·五变》说："余闻百病之始期也，必生于风雨寒暑，循毫毛而入腠理。"《灵枢·百病始生》说："夫百病之始生也，皆生于风雨寒暑清湿喜怒""风雨寒热，不得虚，邪不能独伤人。"这里谓自外伤人的邪气，或曰"风雨寒暑"，或曰"燥湿寒暑风雨"，或曰"风雨寒暑清湿"，并没有成为"风""寒""暑""湿""燥""火"的所谓"六淫学说"。在《素问·阴阳应象大论》里，提出了"天有四时五行，以生长收藏，以生寒暑燥湿风"，而且论述了"寒""暑""燥""湿""风"这五者为病的临床表现："风胜则动，热胜则肿，燥胜则干，寒胜则浮，湿胜则濡写（泻）。"这里虽然形成了较成熟的外邪病因理论，但它仍然没有成为"风""寒""暑""湿""燥""火"的所谓"六淫学说"。事实上，六淫学说只是到了东汉年间写成的《阴阳火论》之书，即现在《素问》所载的《天元纪大论》《五运行大论》《六微旨大论》《气交变大论》《五常政大论》《六元正纪大论》《至真要大论》等所谓"运气七篇"中才出现的。《素问·至真要大论》说："夫百病之始生也，皆生于风、寒、暑、湿、燥、火以之化之变也。"这里才具有了"风""寒""暑""湿""燥""火"六种外邪的病因理论，也只有在这个"运气七篇"里才具有"风""寒""暑""湿""燥""火"六种外邪。根据笔者的近年考证，《素问》中的"运气七篇"是在东汉殇帝刘隆的延平前后成书的。

本来，《素问·阴阳应象大论》提出的"寒、暑、燥、湿、风"，已完备了祖国医学理论中从肤表侵害人体的外邪病因，《素问》"运气七篇"也完全继承了这个病因理论，如《素问·天元纪大论》中所载"天有五行御五位，以生寒暑燥湿风"之文就是明证。但《素问》"运气七篇"是专论"运气学说"的。它为了符合天道"六六之节"的"六数"需要，把"寒、暑、燥、湿、风"中又加了一个"火"成为"六气"而配"三阴三阳"，以应一岁之中"初之气"到"终之气"的所谓"六节之气"。它对"寒、暑、燥、湿、风、火"这六者的各个特性和作用也均做了原则性的阐述："燥以干之，暑以蒸之，风以动之，湿以润之，寒以坚之，火以温之"（见《素问·五运行大论》），它还在《素问·至真要大论》中历述了"寒、暑、燥、湿、风、火"六气淫胜所发生的各种变化。于是，六淫之说，即从此产生了。其实，这"寒、暑、燥、湿、风、火"六者之中，"暑"与"火"是同一性质的，属同一类的东西，只是暑无形而火可见而已，所以《素问·天元纪大论》说"在天为热（暑），在地为火"，《素问·五运行大论》说"其在天为热，在地为火……其性为暑"。暑、热、火三字的概念，在祖国医学病因理论里，从其实质来说，基本上是一个东西，其为病则均用寒凉之药以治之。现在有些人在叙述六淫病因的时候，把一个"热邪"分之为三，而成"暑""热""火"，说什么"暑必夹湿"，什么"热为火之渐，火为热之极"，这是不恰当的，是望文生义、脱离临床实际的想当然之谈。《说文·日部》："暑，热也。"《玉篇·日部》："暑，热也。"《广韵·上声·八语》："暑，舒吕切，热也。"《素问·五运行大论》："其性为暑。"王冰注："暑，热也。"《难经·四十九难》："有伤暑。"虞庶注："暑，热也。"《诸病源候论·妇人妊娠病诸候下·妊娠热病候》更说："暑病即热病也。"是暑邪何必夹湿？热入心包则神昏谵语，心火上炎只口糜舌烂，何必热为渐而火为极？

《素问·天元纪大论》说："寒暑燥湿风火，天之阴阳也，三阴三阳上奉之；木火土金水火，地之阴阳也，生长化收藏下应之。"说明了运气学说为了配合阴阳，配合六节，不仅把"寒、暑、燥、湿、风"五气之中加上一个"火"而成"六"数，而且还把"木、火、土、金、水"五行之中的"火"分之为二，分为"君火"和"相火"而成"六"数。从病因学上讲，这明明是"寒、暑、燥、湿、风"的"五淫"，被运气学说加上一个"火"变成了"六淫"，而现在有人说五行学说"把自然界万事万物根据'五'，这个间架统统填进去"、"在病因方面"将"六淫（风、寒、暑、湿、燥、火）改为五淫"。这种说法是对五行学说和六淫学说缺乏科学态度的表现。

（1979 年）

对中医药学"气"理论研究的伟大意义

——纪念吕炳奎逝世一周年

　　卫生部国家中医药管理局原局长吕炳奎同志，是在《改造旧医实施步骤草案》在全国范围内贯彻实施、中医濒临灭亡边沿的危急时刻受命走上全国中医管理工作岗位的。他在党和政府中医政策的光辉照耀下，并先后在郭子化副部长、崔月犁部长的积极支持下，开拓了新中国的中医事业，创办了具有民族传统文化特色的教育、科研、医疗机构，在与民族虚无主义进行不调和斗争过程中，全面推动了中医的医、教、研曲线发展，做出了无愧于时代的突出贡献。这里想谈一下吕炳奎同志在中医现代化科学研究中的远见卓识。

　　吕老鉴于中医药学产生于我国古代，随着社会实践和中外交流的发展，中医药学的内容不断地得到充实、丰富和发展，以至形成一个"伟大的宝库"，但它的术语和面貌仍然保持着我国古代科学所固有，未能与现代科学相结合，缺乏我们这个时代的特征，严重影响着对其学术的推广和作用的发挥，因而有必要利用现代科学的知识和方法，根据中医药学自身规律，对中医药学的基本理论和实际经验，进行认真的、客观的、实事求是的科学研究，以揭示其科学实质，用现代语言表述之，把它纳入现代科学的轨道，赋予其时代特征，使之现代化而不是异化。然中医药学理论体系博大精深，

　　内容十分丰富，对其研究不可能将其体系的各部理论平行并列，遍地开花地全面展开，只能首先抓住带全局性的理论专题重点突破，吕老以其宽广的医学知识，站在中医学术的高度，提出了首先以研究中医药学具有流动性质的"气"的理论为突破口，继而带动其他理论专题和经验专题以及各专题之间联系规律的研究。

　　气，是我国古代一个重要的哲学概念，它充塞于宇宙。宇宙万物都是由物质性本原——"气"构成的。"气"是构成世界万物的基本物质和物质的功能。"气"具有不灭性、连续性、运动性、传递性、相互作用等属性。还有学者指出：气一元论是中国传统科学的思想核心，它体现了整体和谐的思想、有机论的思想、演化发展的思想、相反相成的思想，对于中国各类传统学科都有着深刻的指导意义，是中国古代基本的自然观。因而在中医药学里，"气"这一理论占有十分重要的地位，它普遍存在于中医药学各个领域，阐释着医学世界的基本规律。《素问·五运行大论》说"帝曰：地之为下否乎？岐伯曰：地为人之下，太虚之中者也。帝曰：冯乎？岐伯曰：大气举之也。"《孟子·公孙丑上》说："气，体之充也……我善养吾浩然之气……其为气也，至大至刚，以直养而无害，则塞于天地之间。"《灵枢·刺节真邪》说："真气者，所受于天与谷气并而充身也。"是气充满于太虚，充满于宇宙，充满于人身，无处无气。《素问·宝命全形论》说："天地合气，命之曰人。"《素问·至真要大论》说："天地合气，六节分而万物化生矣。"《素问·五常政大论》说："气始而生化，气散而有形，气布而蕃育，气终而象变。"表明了气是人和世界万物的本原，决定着人和世界万物的生成与发展。气之在人者，行于脉中叫营气，行于脉外叫卫气，积于胸中以司呼吸叫宗气，充实于全身叫真气，还有脏腑之气、经络之气以及头气、胸气、腹气、胫气等。

　　《管子·内业》说："凡物之精，比则为生，下生五谷，上为列星；

流于天地之间，谓之鬼神；藏于胸中，谓之圣人，是故名气。杲乎如登于天，杳乎如入于渊，淖乎如在于海，卒乎如在于屺。"据此，则精亦是气，气又叫作精，故《论衡·儒增篇》说："人之精，乃气也。"《管子·内业》说："精也者，气之精者也。"房玄龄注："气之尤精者，谓之精。"是气最微小、最精华部分，叫作"精"，而"精"乃是最微小、最精华之"气"，因而在我国古代文献里"精""气"二者每有连用而构成"精气"一词者，如《周易·系辞上》说"精气为物，游魂为变"，《吕氏春秋·季春纪·先已》说"腠理逐通，精气日新"，《灵枢·五味》说"天地之精气，其大数常出三入一"等是其例。精气分之为二，合之为一，气中有精，精亦气也，《灵枢·本神》说："故生之来谓之精。"《灵枢·经脉》说："人始生，先成精。"《素问·金匮真言论》说："夫精者，身之本也。"精为构成人体的基本物质，精亦气也。

气或又称为"风"，《庄子·齐物论》说："夫大块噫气，其名为风。"《素问·阴阳应象大论》说："阳之气，以天地之疾风名之。"《灵枢·刺节真邪》说："正气者，正风也。"以缓者为气，急者为风也。然风有八风，以应四时八正之气，自然界每年和风一布，大地皆春，万物萌动；秋风起，则万物凋散零落，风气决定着世界万物的生长化收藏也。

《庄子·逍遥游》说："野马也，尘埃也，生物之以息相吹也。"《灵枢·脉度》说："气之不得无行也，如水之流，如日月之行不休。"气具有流动不止的性质，天地万物以气息相吹而交通，形成互相联系、互相依赖、互相制约的关系，构成《庄子·齐物论》所谓"天地与我并生，万物与我为一"的人与自然为一个统一的整体，人体各部也是一个统一的整体。

《素问·补遗刺法论》说："正气存内，邪不可干。"《素问·逆调论》说："邪之所凑，其气必虚。"《素问·举痛论》说："余知百病生于气也，怒则气上，喜则气缓，悲则气消，恐则气下，寒则气收，炅则气泄，忧则气乱，劳则气耗，思则气结。"《素问·脉要精微论》说："夫脉者，血之腑也，长则气治，短则气病，数则烦心，大则病进，上盛则气高，下盛则气胀，代则气衰，细则气少……"《灵枢·终始》说："知迎知随，气可令和，和气之方，必别阴阳。"《素问·上古天真论》说："恬淡虚无，真气从之，精神内守，病安从来。"气的理论存在于整个中医药学领域，贯穿于人体生理、病理、发病、诊断、治疗、养生、预防等各个方面，这一理论专题的研究成功，必将导致中医药学其他一些理论和经验专题研究的顺利开展，他不仅有助于中医药学理论的创新，而且还将促成世界科学的进步，可见吕老在科学研究上的远见卓识！

众所周知，现代科学是以"还原论"为基础的。在还原论统治的三四百年过程中，促成了现代科技的发展和社会的繁荣，为人类创造了物质财富和生活幸福。还原论认为，各种现象都可被还原成一组基本的要素，各基本要素彼此独立，不因外在因素而改变其本质。通过对这些基本要素的研究，可推知整体现象的性质。它忽视了整体内部的有机联系。这种思维方式可能导致意想不到的危害。只见树木，不见森林，只重局部，不重整体，只顾眼前，不顾长远，只顾生产，不顾自然。只重视事物的一个方面，忽视其他方方面面之间的有机联系，违背了自然规律，对自然进行无限止的掠夺式开发，严重破坏了生态环境，必然受到大自然的惩罚，导致灾害不断发生，给人类生存构成了严重威胁。近几十年出现的一些重大问题让人们开始清醒地认识到只强调科技的局部功效，忽视包括其对立面在内的整体发展，会导致更大的损失。现在，国际学术界已达成共识，开始从整体考虑问题，这就显现了还原论的先天不足性。爱因斯坦的相对论、威纳·海森堡的测不准原理、普里高津等的复杂性科学，动摇了还原论的基础，哥德尔的不完备性定理则从逻辑上动摇了还原论，使还原论走到了它的终点站。世界科学第二次革命已经初露端倪，需要一种新的思想引领世界科学前进，中国古代整体论思想与现代科学结合后，必将成为世界科学第二次革命的灵魂，而登上引导世界科学发展的历史舞台，从而展现出充满宇宙而塞于天地之间的中国气一元论这一整体论思想的伟大作用。对中国古代整体论思想从理论和实践上集大成者的中医药学，也将为人类做出更大的贡献！可见吕炳奎同志在科学研究上的敏锐眼光！

（2004 年）

藏象学说及其产生的客观基础

藏象学说，是中医学理论体系中的一个重要组成部分，它在中医学理论中占有极为重要的地位，是中医学其他理论的基础。它以临床实践为基础，几千年来又指导了中医学的临床实践。藏象学说广泛地应用于中医学的解剖、生理、病理、诊断、治疗、方药、预防等方面，是中医学基础理论之一，对临床各科的医疗实践都起着重要作用。

一、藏象学说的基本概念

"藏象"一词，首先见于《素问·六节藏象论篇》。所谓"藏象"，张介宾谓是"藏居于内，形见于外"。藏象学说，是研究人体各脏腑组织器官的生理功能、病理变化和相互联系以及与外界环境相互关系的学说。它也以我国古代朴素辩证法思想——"阴阳五行学说"为指导，论述人体是一个以五脏六腑为中心，以"心"为主导，通过经络运行气血到各部，不断产生神的活动，并按"以类相从"的规律，把人体各部分组织联结成一个既分工又合作、与外界环境息息相通，从而维持人体生命活动的有机整体。

二、藏象学说的内容及其主要功能

藏象学说主要有下列两个部分，这两个部分又互相联系、互相依赖而不可分割。

脏腑：包括五脏、六腑和奇恒之腑。在中医学里，心（包括心包络）、肝、脾、肺、肾称为五脏（附命门）；胆、胃、小肠、大肠、膀胱、三焦称为六腑；脑、髓、骨、脉、胆、女子胞称为奇恒之腑。由于奇恒之腑的各腑分别从属在其他脏腑，故一般只称"五脏六腑"。五脏的共同功能是"藏精气而不泻"，六腑的共同功能是"传化物而不藏"。《素问·调经论篇》说："血之与气，并走于上，则为大厥，厥则暴死，气复反则生，不反则死。"血气相并即为邪，邪入脏腑，气机阻塞致人暴死，然身温和而汗自出则为入腑；腑气"传而不藏"，邪气传出，正气复反，人即苏醒而生。如唇口青而身逆冷则为入脏；脏气"藏而不泻"，邪气不出，正气不得复反，人不苏醒，唯死而已，故《金匮要略·脏腑经络先后病脉证并治》说"问曰：寸口脉沉大而滑，沉则为血实，滑则为气实，血气相搏，入脏即死，入腑即愈，此为卒厥，何谓也？师曰：唇口青，身冷，为入脏，即死，如身和，汗自出，为入腑，即愈。"（此文原有错简，今据《千金要方·平脉·三关主对法》文改正）至于各脏腑的具体功能，列述如下。

（一）五脏

（1）心：心居膈上。心将进入经脉内的津液化赤生血，主一身之血脉而推动血液在经脉内运行不息，藏神而主导全身，其华在面，开窍于舌，在液为汗，在志为喜。其经手少阴。

【按】心主血脉，《素问·八正神明论篇》说："血气者，人之神。"《灵枢·营卫生会》说："血者，神气也。"血是神的物质基础，血气流行到哪里，哪里组织得到营养，就产生神的活动，发挥其正常功能。神在不同的部位，发生不同的作用，我们叫它不同的名称，如在心为神，在肝为魂，在肺为魄，在脾为意，在肾为志。

【附】心包：心包附有络脉，其络脉是通行气血的径路。心包为心之屏障；又引心火下入肾中。其经为手厥阴。

（2）肝：肝居右胁，气行于左。随人体动静调节血液流量（藏血），肝藏魂，性喜条达，有疏泄之用，主一身之筋而司肢体运动，其华在爪，开窍于目，在液为泪，在志为怒。其经足厥阴。

【按】《素问·阴阳应象大论篇》说："左右者，阴阳之道路也。"肝属木，为阴中之少阳，主人身生发之气，旺于东方，东方在左，故其气从左上升，《素问·刺禁论篇》所谓"肝生于左"是也。唯其气从左上升，故为病亦有见于左者。如《难经·五十六难》说："肝之积，名曰肥气，在左胁下，如覆杯，有头足，久不愈，令人发咳逆痎疟，连岁不已。"《金匮要略·疟病脉证并治》所载"鳖甲煎丸"之治"内有症瘕，外有寒热"的"疟母"，其症瘕就正在左胁下。至于肝体居右而脉行两胁以及其他功能失常而导致的病证，一般中医书均已论述，故这里从略。

（3）脾：脾居于大腹，在胃的下方，其形扁长。主消磨水谷，运化水谷精微，统摄血液沿一定的道路朝一定的方向运行，藏意，主肌肉四肢，其华在唇，开窍于口，在液为涎，在志为思。其经足太阴。

【按】脾属土，位居中焦，水谷在中焦消化后，化生出水谷精微，通过脾的运化功能，将其输送到人体的不同部位，产生出不同的营养物质，即将其中的"精专"部分输送到肺脉，变为红色而成血；循十四经脉运行，将其中的"慓悍"部分输送到上焦化为气；将其中的另一部分输送到肾脏化为精；将其中还有的一部分通过三焦输送到皮毛、肌腠、关节、孔窍，以及脑髓之中化为津液。

（4）肺：肺居胸中，行气于右。主一身之气，司呼吸、声音，藏魄，性喜肃降，能通调水道，下输膀胱，主宣发而外合皮毛，开窍于鼻，在液为涕，在志为悲。其经手太阴。

【按】肺属金，为阳中之少阴，主人身收杀之气，旺于西方，西方在右，故其气从右下降，《素问·刺禁论篇》所谓"肺藏于右"是也。唯其气从右下降，故为病亦有见于右者。如《难经·五十六难》说："肺之积，名曰息贲，在右胁下，覆大如杯，久不已，令人洒淅寒热，喘咳，发肺壅。"

临床上，亦每见急性病咳嗽时牵引右胁疼痛者。

（5）肾：肾居腰里，左右各一。主水，藏精，为生殖之本，生髓充骨通脑，其华在发，为作强之官而出技巧，藏志，主纳气，开窍于耳及前后二阴，在液为唾，在志为恐。其经足少阴。

【按】肾藏精，为先天之本，一以其精繁衍后代，一以其精营养本人脏腑经络、肢体百骸。

【附】命门为肾中真阳，原气之所系，男子以藏精，女子以系胞。

（二）六腑

（1）胆：胆附于肝，气通于心。贮存精汁，主决断，有疏泄之用。其经足少阳。（又为奇恒之腑）

【按】胆藏精汁，故于六腑内独主情志活动。《灵枢·九针论》说："胆为怒。"胆气通于心，心藏神，胆气上扰心神则病，哭笑无常，今人每用温胆汤加味治疗惊悸失眠，收到较好效果。

（2）胃：胃居上腹部，上于贲门处接食管，下于幽门处交小肠。主受纳和腐熟水谷，与脾为后天之本，气血生化之源。其经足阳明。

【按】《灵枢·玉版》说："人之所受气者，谷也。谷之所注者，胃也。胃者，水谷气血之海也……"饮食水谷入胃，通过胃脘的阳气熟腐和脾的消磨进行消化。胃阳不足，失其熟腐之用，则水谷不化而大便带完谷，治则暖中温胃以助熟腐，如用所谓"助消化"的消积导滞之山楂、麦芽等克伐人的生气则谬矣！

（3）小肠：小肠居小腹内，上于幽门处接胃的下端，下于阑门处交大肠。主对胃腑移下来的已经消化过的食糜做进一步消化，然后通过济泌别汁的作用，在阑门将其中清的部分（水液）滤入下焦渗进膀胱，将其中浊的部分（糟粕）送入大肠。其经手太阳。

（4）大肠：大肠上于阑门处接小肠下端，下即肛门。主对小肠送下来的糟粕部分进行燥化形成粪便，然后通过传导作用将粪便从肛门排出体外。其经手阳明。

（5）膀胱：膀胱居小腹内，贮存津液，化气布津，排泄小便。其经足太阳。

【按】《素问·灵兰秘典论篇》说："膀胱者，州都之官，津液藏焉，气化则能出矣。"膀胱贮存津液，通过少阳三焦的决渎作用，得到气化，一部分上升为气，敷布脏腑空窍；一部分下出为尿，排出体外。《伤寒论·辨太阳病脉证并治》说："若脉浮，小便不利，微热消渴者，五苓散主之。"正是膀胱蓄水，气化失常，无以上升为气而渴欲饮水，无以下出为尿而小便不利，故治用五苓散化气利水，气化则津布而口渴自止。

（6）三焦：三焦居脏腑之外，为五脏六腑之外郭。根于肾系，为原气之别使，主持诸气，司决渎，通行水道。其经手少阳。上焦如雾，中焦如沤，下焦如渎。三焦者，水谷之道路，气之所终始也；上焦主纳，中焦主化，下焦主出。

（三）奇恒之腑

（1）脑：脑居颅骨腔内，为髓之海，通于眼、耳、鼻、口，为"元神之腑"，肾精所养，心神所居。

（2）骨髓：髓居于骨腔，会聚于脑，为精液所化成，充养全身骨骼。

（3）骨：骨分布全身，赖筋连缀，为髓之腑，支架人体。

（4）脉：脉分经脉和络脉两类，网布周身，联结人体内外上下，壅遏营气，令无所避，为"血之腑"，运行血气周流全身，营养五脏六腑、四肢百骸和五官九窍。

（5）胆：胆已于上述"六腑"之中论述，本处从略。

（6）女子胞：女子胞居于小腹内，在膀胱之后方，为冲、任、督三脉的发源地。主通行月经，孕育胎儿。男子精室则贮精液。藏象学说从整体观念出发，认为脏腑的生理功能以及脏腑之间、脏腑和其他组织器官之间的相对平衡协调（通过经络气血的联系和调节），维持着人体的正常生命活动；机体和外界环境保持对立统一关系，是通过脏腑和所属组织器官的机能活动来实现的；致病因素作用于机体后，疾病的发生、发展和转归，也主要取决于脏腑和所属组织器官的机能状态。

三、藏象的实质

中医学所说的脏腑，不仅仅是指解剖学上的实质脏器，更主要的是指功能单位，是人体生理功能和病理变化复杂反映的概括。中医学所谓脏腑和精、神、气、血、津液等的功能活动，实质上就是整体的活动。因此，决不能单纯以现代医学的解剖学、生理学以及病理学的观点去理解，而应把它看成历代医学家认识和研究机体生理功能及病理变化的理论概括。

中医学的藏象学说，其产生和发展，是有着客观基础的。

（一）解剖试验

解剖试验在我国古代文献中，记载是很多的，现在择其要者抄录几段：

（1）《灵枢·经水》说："若夫八尺之士，皮肉在此，外可度量切循而得之，其死可解剖而视之……"

（2）《吕氏春秋·贵直论·过理》说："截涉者胫而视其髓……剖孕妇而观其化，杀比干而视其心。"

（3）《战国策·宋策》说："剖伛之背，锲朝涉之胫。"

（4）《汉书·王莽传》说："翟义党王孙庆捕得……太医尚方与巧屠共刳剥之，量度五脏，以竹筵导其脉，知所终始，云可以治病。"

（5）郭璞注《山海经·海内经》引《开筮》说："鲧死三年不腐，剖之以吴刀。"

（6）《黄帝内经》《难经》所载人体脏腑的位置、形状、大小、长短、轻重、坚脆以及盛谷之多少等，正是我国古代医学对人体解剖的观察和记录。它所得的许多数据和现代解剖学知识相近。

（7）还有宋代欧希范《五藏图》和杨介《存真图》以及清代王清任《医

林改错》等，也表明我国古代进行了人体解剖的活动。

（二）长期的生活观察

（1）人体穿着同一衣服，寤则不病，寐则易病。因而认识到卫气"温分肉，充皮肤，肥腠理，司开阖"而"日行于阳，夜行于阴"。

（2）小孩子哭泣则涕泗交流而时现咳嗽。因而认识到肺主悲，在液为涕，在变动为咳。

（3）饱甚则腹部胀痛。因而认识到胃居腹里而主纳谷、熟腐。

（4）饮食太甚（包括饥甚）则口流清涎。因而认识到脾主消磨水谷，在液为涎。

（5）忍尿劳作则牙齿松动疼痛。因而认识到肾合膀胱，主骨，为作强之官，齿为骨之余，劳则伤肾。

（6）忍尿吹"号"则尿胀消失。因而认识到膀胱藏津液，气化则出；上升为气，下出为尿。

（7）天热则汗出，汗出过多则心慌。因而认识到热气通于心，心在液为汗。

（8）天寒则尿多。因而认识到寒气通于肾。

（三）大量的临床实践

从病理现象推论出生理功能，《素问·玉机真藏论篇》有"善者不可得见，恶者可见"之语。现举例如下。

（1）受凉感寒则病恶寒，发热，咳嗽，鼻塞，流清涕——风寒伤肺。因而推论出肺合皮毛，开窍于鼻，在变动为咳。

（2）胸满，咳喘，浮肿，小便不利——肺气壅塞，水液以从其合。因而推论出肺居胸中，外合皮毛，其气清肃下行，通调水道。

（3）鼻孔时时衄血，心慌，心烦，面色㿠白——血不养心。因而推论出心主血，藏神，其华在面。

（4）腹时膨满，肠鸣，大便稀溏，食欲不振，四肢不温——脾虚湿困。

因而推论出脾居腹里，主四肢，能消磨水谷，运化津液而性恶湿。

（5）头昏，腿瘦，腰痛，滑精，头发枯槁脱落——肾不藏精，精亏无以生髓荣发。因而推论出肾居腰里，藏精，生髓充骨，脑为髓之腑，其华在发。

（6）小腹胀满，小便不利，口渴欲饮水，发热恶寒——水热互结，津不化气。因而推论出膀胱居小腹，主藏津液，外应腠理毫毛。

总之，藏象学说是古人从长期生活、临床实践，以及对人体解剖粗浅的认识基础上，通过综合、分析、比拟、推演而概括出来的对人体的生理、病理、诊断、治疗等的理论总结。深入开展藏象学说的研究，对继承发扬祖国医学遗产，促进中医现代化具有重要意义。因此，我们必须在辩证唯物主义指导下，贯彻"实践第一"的原则，在医疗实践中，用现代科学的知识和方法，对中医学的藏象学说给以认真的切实的研究，探讨出它的实质，把它提高到现代科学水平上来。

（2018 年）

论"穴位"在人身中的重要意义

孔穴,在《黄帝内经》一书里称谓较多,曰"气穴"、曰"气腑"、曰"俞会"、曰"穴会"、曰"必谷"、曰"骨空",或单曰"穴"、曰"节"、曰"会"也,今则通谓之"穴位"。

根据我国传统中医药学,孔穴是人体组织结构的重要组成部分。它分布于人体周身的上下左右前后的各个部位。《黄帝内经》中对各穴位的具体位置、从属、作用和禁忌都进行了确切的具体阐述,又在"人与天地相参"的思想指导下,据周天三百六十五度,总谓其数为三百六十五穴,以应一岁之三百六十五日。《素问·气穴论篇第五十八》中所谓"孙络三百六十五穴会,亦以应一岁"是也。

人身穴位的分布,有疏有密,各个部位不完全一样,然基本都存在于人身循经脉分布而与络脉相交处的肉分之中,规定着营卫血气的规律性循环运行,以保证人体脏腑经络、五官九窍、四肢百骸的正常功能活动。

《灵枢·五味第五十六》说:"谷始入于胃,其精微者,先出于胃之两焦,别出两行营卫之道。"(此句上原有"以溉五脏"四字,当为此句下文,被误置于句上,今略)《灵枢·营卫生会第十八》说:"营在脉中,卫在脉外。"这就表明了胃中水谷化生的精微物质出于中、上两焦,通过中焦、上焦的不同部位及其不同功能和作用,使其化成为"营""卫"二气,按一定方向,沿一定路线,分循经脉内外,经历手太阴肺经、手阳明大肠经、足阳明胃经、足太阴脾经……等十四经脉、三百六十五穴位运行不休。

营是以血为物质基础，运行于十四经脉之内；卫是以气为物质基础，运行于十四经脉之外的肉分之间。其三百六十五穴，则是营卫气血循环流行过程中的会聚之处，并使营卫气血在此得以交会，以保持营卫气血的相互贯通。你中有我，我中有你，所谓"阴中有阳，阳中有阴""阴阳和得"者也。同时，三百六十五穴，也是络脉血气渗灌，且与经脉相互联结交会和流通之处。因而，人身三百六十五穴的气血滋养就得到了充分的保证。《素问·八正神明论篇第二十六》说："血气者，人之神。"人身三百六十五穴，在营卫不断流行和交会过程中得到了气血滋养，保证了功能的正常，产生了穴位的生命现象，体现着"神"的活动。故《灵枢·九针十二原第一》说："所言节者，神气之所游行出入也，非皮肉筋骨也。"人身穴位正是由于这种"神"的活动存在，而具有了一种不可忽视的特殊作用，既促进营卫气血的正常运行，濡养人体各部组织；又和人体五官玄腑一起，使人体内部和外在环境气息相通，构成人体与环境的统一。当然，如果没有脏腑经络对穴位的支配，没有营卫气血流注对穴位的滋养，穴位的这些作用都不可能发挥。

《灵枢·岁露论第七十九》说："人与天地相参也，与日月相应也。"人身与自然环境是一个统一的整体，人生活在大自然中，天地日月的运行，四时寒暑的变化，都影响着人体营卫气血的环流灌注，使分肉腠理的缓急开闭发生一定的变化。而人体内则由于神的活动及其调节功能，使营卫气血、肌肉腠理在变化中充分发挥其适应能力以适应自然的变化，从而保持人体和自然的平衡协调关系。故《素问·八正神明论篇第二十六》说："是天温日明，则人血淖液（潮汐），而卫气浮，故血易泻，气易行；天寒日阴，则人血凝泣，而卫气沉。月始生，则血气始精，卫气始行；月郭满，则血气实，肌肉坚；月郭空，则肌肉减，经络虚，卫气去，形独居。"《灵枢·岁露论第七十九》说："故月满则海水西盛，人血气积，肌肉充，皮肤致，毛发坚，腠理郄，烟垢著……至其月郭空，则海水东盛，人血气虚，其卫气去，形独居，肌肉减，皮肤纵，腠理开，毛发残，膲理薄，烟垢落……"这就充分表明了人体"与天地同纪"的这一客观规律。

在人体内部，由于心神的主导作用，使脏腑经络将气血津液输布到全身，以濡养各部组织，保证各部组织功能的正常活动。但气血津液对各部组织的分布濡养，并不是等量的、平均的，而是根据各部组织功能活动的特点，布以适量的气血津液。《素问·逆调论篇第三十四》说："肾者，水藏，主津液。"《素问·宣明五气篇第二十三》说："五脏化液，心为汗，肺为涕，肝为泪，脾为涎，肾为唾。"《素问·血气形志篇第二十四》说："太阳常多血少气，少阳常少血多气，阳明常多气多血，少阴常少血多气，厥阴常多血少气，太阴常多气少血。"正说明了这一点。而且，人体气血津液向各部组织的输布形式，不是日夜如一、始终不变、无多无少的，而是如海水潮汐一样，呈规律性地时多时少、有盛有衰地正常变化着。正如《素问·五脏生成篇第十》所说："诸脉者皆属于目，诸髓者皆属于脑，诸筋者皆属于节，诸血者皆属于心，诸气者皆属于肺，此四支八谿之朝夕（潮汐）也。"王冰注："如是，则气血筋脉互有盛衰，故为朝夕（潮汐）矣。"

随着自然界日夜的时间迁徙，人身环周流注的营卫气血也使各经脉互有盛衰，具体则表现在寅时（平旦）（3—5时），气血旺盛于肺手太阴经脉及其孔穴；卯时（5—7时），气血旺盛于大肠手阳明经脉及其孔穴；辰时（7—9时），气血旺盛于胃足阳明经脉及其孔穴；巳时（9—11时），气血旺盛于脾足太阴经脉及其孔穴；午时（11—13时），气血旺盛于心手少阴经脉及其孔穴；未时（13—15时），气血旺盛于小肠手太阳经脉及其孔穴；申时（15—17时），气血旺盛于膀胱足太阳经脉及其孔穴；酉时（17—19时），气血旺盛于肾足少阴经脉及其孔穴；戌时（19—21时），气血旺盛于心包手厥阴经脉及其孔穴；亥时（21—23时），气血旺盛于三焦手少阳经脉及其孔穴；子时（23—次日1时），气血旺盛于胆足少阳经脉及其孔穴；丑时（1—3时），气血旺盛于肝足厥阴经脉及其孔穴。一日一夜尽，次日寅时（平旦）（3—5时），气血再旺盛于肺手太阴经脉及其孔穴。

人身三百六十五穴，接受着经脉营卫气血的流注和络脉气血津液的渗灌，起着促进营卫气血津液会聚、流行和神气出入的作用，维护着卫气与营血之间、经脉与络脉之间、人体与自然环境之间的交会和贯通。

人身的各个穴位，虽然由于其分布的部位不同，连属的脏腑经脉不同，获得的营卫气血津液濡养多少不同，因而所具有的功能和作用不同；但其均为营卫气血津液的会聚、流行和神气的出入而发挥"窍通"的作用。

唯物辩证法认为，矛盾是普遍存在的。无论是在自然界，或是在人类社会中，都是如此。在医学领域里，也是充满着矛盾，矛盾也是普遍存在的。例如，人的"生"与"死"是一对"矛盾"；人体的"健康"与"疾病"，是一对"矛盾"；人体发病中的"正气"和"邪气"，也是一对"矛盾"。矛盾的双方，总是处在一个统一体中，互相联结着、依存着、斗争着。

《素问·评热病论篇第三十三》说："邪之所凑，其气必虚。"根据中医药学的传统观点，外邪伤人，总是在人体某一部位的正气不足时而乘虚侵入，并随人体血脉流行而流布于全身以产生全身性病证，《灵枢·邪气脏腑病形第四》所谓"中于面则下阳明，中于项则下太阳，中于颊则下少阳……"者是也，非谓人身整体皆虚而八尺之躯的整个皮腠遍被邪气所侵。否则，岂不每一处方得用"人参"等药以补正？果如此，何乃有"麻黄汤""承气汤"之方为？必不其然。

人身的正虚之处，就是受邪之处，而邪气所中之处，正是正虚之处。正、邪双方总是既互相联结，又互相斗争。故人身中凡是营卫气血流行、会聚、出入的道路和门户，也是邪气侵入、流传、舍止、外出的道路和门户。这一点，在《黄帝内经》中做了充分的论述。如《灵枢·小针解第三》在阐释《灵枢·九针十二原第一》"神乎，神客在门"之文时说："神客者，正邪共会也。神者，正气也；客者，邪气也；在门者，邪循正气之所出入也。"《素问·气穴论篇第五十八》也说："孙络三百六十五穴会，亦以应一岁，以溢（游）奇邪，以通荣（营）卫。""肉之大会为谷，肉之小会为豀，肉分之间，豀谷之会，以行荣（营）卫，以会（舍）大气。"说明了人身三百六十五穴位，就是正、邪共会和邪循正气而出入的门户，所谓"神客在门"也。这就告诉我们，外邪伤人，多从孔穴以侵入。从而也表明了三百六十五穴位，在人体保健方面的重要作用。

人身三百六十五穴位，既是营卫气血流注、会聚和神气出入之处，又是外邪出入、舍止和阻遏气血流通、神气游行之处，这就必然要成为治疗疾病中用针刺法（还有艾灸、按摩等）以疏通经络、流畅气血、驱邪外出的重要场所，故《素问·五脏生成篇第十》说："人有大谷十二分，小豀三百五十四（三）名，少十二俞，此皆卫气之所留止，邪气之所客也，针石缘而去之。"然由于邪气的性质不同，侵害的部位不同，因而所产生的疾病不同和疾病发展的过程不同以及各个病人的体质不同，治疗时必须针对具体问题进行具体分析，根据具体病情，参以大自然的日月运行和四时变化，选择适当穴位，施以适当治疗方法及其适当手法，做到辨证施治，以便较有效地消除疾病，达到恢复人体健康的目的。

（1992 年）

我国古代对"脑"的认识

　　脑，或称"脑髓"，作为人身中的一个脏器，确有其十分重要的地位。我国在两千多年前就对它的位置、形态和作用有了一定的认识。随着我国社会实践的发展和认识的深化，在中华文化的影响下，脑获得了许多不同的名称。

　　脑，篆文作"𦠏"。《说文·匕部》说："𦠏，头髓也，从匕。匕，相匕箸也，巛象发，囟象𦠏形。"（段玉裁注谓"头髓不可象"，依《韵会》改作"囟象囟形"）《灵枢·海论第三十三》说："脑为髓之海，其输上在于其盖，下在风腑。"《入药镜》说："贯尾闾，通泥丸。"傅金铨注："泥丸者，髓海也。"《嵩山太无先生气经》卷上引《行气诀》说："泥丸，脑宫也。"是脑之为物，上附于脑盖而养发，下至脑后风腑之部而与脊髓相连接。

　　《金丹集成·金丹问答》说："头的九宫，中曰泥丸。"此所谓"头"者，乃指"脑"也。脑居于头骨腔内，头骨腔内含脑，故俗称头为"脑壳"，而"脑"亦可称为"头"，《金匮玉函经·证治总例》说："头者，身之元首，人神之所注。"可证。其中曰"泥丸"，亦可证其为"脑"无疑。脑有九宫者，古人将脑划分为九部，每部皆有神居之，故曰"九宫"。根据《云笈七签·三洞经教部·上清黄庭内景经·灵台章》梁丘子注引《大洞经》载："眉间却入一寸为明堂宫，却入二寸为洞房，却入三寸为丹田宫，亦曰泥丸宫，却入四寸为流珠宫，却入五寸为玉帝宫，明堂宫上一寸为天庭宫，洞房上一寸为极真宫，丹田宫亦曰泥丸宫，上一寸为玄丹宫，流珠宫上一寸为太皇宫，是为脑部九宫。而此脑部九宫中，尤以丹田宫又称泥丸宫最为重要，最尊贵，以其居中独尊而总领诸神，《云笈七签·太上老君内观经》所谓"太一帝君在头，曰泥丸君，总众神也。"

《素问·金匮真言论篇第四》说："夫精者，身之本也。"《灵枢·本神第八》说："故生之来谓之精。"《灵枢·经脉第十》说："人始生，先成精，精成而脑髓生……"是精为构成人体的基本物质，满布于人体内外上下各部组织，尤以脑部聚精为最多。《管子·内业》说："精也者，气之精者也。"房玄龄注："气之尤精者为之精。"故《庄子·秋水》说："夫精，小之微也。"是精乃气之最精华的部分。《淮南子·主术训》说："至精为神。"物至精粹自有神。人体各部组织，随着精气的聚布，则各部组织之神亦应之而生，《云笈七签·上清黄庭内景经·至道章》所谓"泥丸百节皆有神"是也。然脑中聚精最丰，故泥丸脑宫亦舍居人体最尊贵之神，《嵩山太无先生气经》卷下引《慎气法》说："上丹田，泥丸脑宫也，其神赤子，字元先，一名带卿。其神赤衣冠，治上元也。"《云笈七签·推诵黄庭内景经法》说："脑神精根字泥丸。"《道枢·平都篇》说："泥丸者，形之上神也"是脑中有神居之也。所谓"神"，《论衡·知实篇》说："神者，渺茫恍惚无形之实。"《嵩山太无先生气经》卷上说："夫神者，无形之至灵。"《管子·内业》说："一物能化谓之神。"《周易·系辞上》说："知变化之道者，其知神之所为乎。"可见神乃恍惚无形而能促使事物变化发展者也。人体初生之神，则曰"元神"。所谓"元"者，乃起始而混然未分之谓也，《尔雅·释诂》说："元，始也。"元始之神，是曰"先天之神"，先天主生不主用。元神一经产生，即开始人体生命活动而发展变化，初无思维意识活动之用也。《道枢·神景篇》说："天谷者，泥丸之宫也……斯元神之腑也，谷神真一之至灵者也。"《本草纲目·木之一·辛夷》条下李时珍谓"脑为元神之腑"，即本此曾慥之说而论之，非学自洋人意大利之利玛窦也。

《道枢·平都篇》说："夫脑者，一身之灵也，百神之命窟，津液之山也，魂精之玉宝也。"《云笈七签·太上老君内观经》说："太一帝君在头，曰泥丸君，总众神也。照生识神，人之魂也。……照诸百节，生百神也，所以周身，神不空也。"由于脑中元神至真至灵，在后天条件作用下，遂化生识神，开始人之思维意识活动而为"后天之神"，并照诸百节，使人体各部组织化生后天之神以为用，而发挥其各部组织之正常功能活动。人体目之视、鼻之嗅、口之味、舌之言、前后二阴之溲便、肢体之运动、皮肤之感知等，皆是人体各部之神所运为。而人体各部之神，则受人身脑神之统领和支配，《云笈七签·上清黄庭内景经·至道》所谓"一面之神宗泥丸"和《云笈七签·太上老君内观经》所谓"照诸百节，生百神也"等文，说明了这一认识。然人身脑神又接受人身诸神之反应，这就是《道枢·观天篇》所谓"首者，天界首也，是为上元天谷泥丸之宫，万神之所聚焉，三万六千神之所经焉"者是也。此所谓"万神"，所谓"三万六千神"，乃言其众，言其总，非谓有其神之实数如此。

脑"藏精气而不泻"，乃人身至灵之处，为元神之腑，主宰人体全身各部组织之知觉和运动，是人体生命之所在。失常则诸神不守而发生病变，如《灵枢·口问第二十八》说："故上气不足，脑为之不满，耳为之苦鸣，头为之苦倾，目为之（苦）眩。"《灵枢·海论第三十三》说："髓海有余，则轻劲多力，自过其度，髓海不足，则脑转耳鸣，胫酸眩冒，目无所见，懈怠安卧。"是其例。如脑为外邪所伤，则可危及生命，故《灵枢·厥病第二十四》说："真头痛，头痛甚，脑尽痛，手足寒至节，死不治。"《素问·刺禁论篇第五十二》说："刺头，中脑户，入脑立死。"充分说明了脑宫为人体生命要害之处。

我国古代认为，脑在人体内居于至高之位，至真至灵，为全身之主宰，但脑神又受心气所支配，而脑体则有赖于肾精之滋养。

《素问·痿论篇第四十四》说："心主身之血脉。"《管子·内业》说："定心在中……可以为精舍。"房玄龄注："心者，精之所舍。"《难经·四十二难》说："心……盛精汁三合，主藏神。"《道枢·九真玉书篇》说："然则心者，其性命之主乎。"心主血脉，为精舍以盛精汁三合而藏神，成为人体生命活动之本，故《尸子·贵言》说："心者，身之君也。"《素问·灵兰秘典论篇第八》说："心者，君主之官，神明出焉。"是心之为脏，运行人身血液在经脉中循环流行不止，以濡养各部组织，使其在脑的统领下发挥各自的正常功能，且心气上入于脑，出神明使其脑主宰人体生命活动，并产生思维意识及其支配的相应行为。

《事物原会·禀生受命》说："司命处心，纳生气也。"心具生生之气，为人身司命之脏，故人脑伤则死，而心伤亦死，《灵枢·厥病第二十四》所载："真心痛，手足青至节，心痛甚，旦发夕死，夕发旦死"之文，可证。《说文·思部》说："思，睿也，从心，从囟。凡思之属皆从思。"而"思"字于"囟""心"二字之间，次于"囟"之后，而下接之以"心"字。是古人认为心气上于脑中则产生思维意识活动，《释名·释形体》说："心，纤也，所识纤微无物不贯也。"也是说明心的这种功能。上文说过，眉间却入二寸为洞房，是脑中九宫之一，而《云笈七签·诸家气法·谷神妙气诀》说"心为洞房宫"，是心气必上于脑宫也。此乃人身正气，而疾病亦可由心入于脑。《云笈七签·太清中黄真经·玄微章》说："一者上蟲居脑宫。"中黄真人注引《洞神玄诀》说："上虫居上丹田脑心也。"是"脑"亦可称为"心"也。脑之主宰人体各部组织之功能活动，有赖于心气上入脑中以支配脑神。心气入脑，脑始发挥其正常功用；加之"囟"为"脑盖"，而"心""囟"声同，故"脑"亦称为"心"，犹"脑"亦称为"头"也。今人犹谓思考事物曰"操心"，称倡导精神意识为世界第一性的哲学派别为"唯心主义"，故古书多以"心"字称"脑"也。

《管子·水地》说："肾生脑。"脑为髓之腑，赖肾精以滋养。肾藏精，生髓，并经由脊里河车之路逆上于天谷而补脑，故肾精虚损，无以生髓养脑，则脑为之不满而发头目眩晕，所谓"下虚则高摇"者也。于是证，每用左归饮、肾气丸等方加入五味子、车前仁治之而收效。

（1999 年）

论我国古代的优生优育

在中华民族长期发展史上，我们的祖先早已认识到优化人口对于千家万户的家庭幸福和整个国家盛衰有着密切的关系，产生了优化人口的思想观念。古人认为，优化人口，必须引起全社会注意、重视和实行，必须贯穿于人们的婚姻、求子、胎孕、产乳以及婴幼儿甚至少年的哺育和教养，是一项系统工程。

一、婚姻与优生关系

古人通过长期的生活实践发现，亲缘关系太近的男女成婚，是不会正常繁衍的，所结胎孕多不能正常发育，其即或十月胎满而出生，亦多奇病或早夭，是以提出了同一姓氏的男女不得婚娶的主张。《春秋·左禧二十三年传》："男女同姓其生不蕃。"《春秋·左昭元年传》说，"内官（嫔御）不及同姓"者，因"其生不殖"也。《国语·晋语四》也说："同姓不婚，恶不殖也。"因而，特别指出了"异姓为婚"的重要性，《国语·郑语》载："先王聘后于异姓。"就是以"先王"为榜样，强调"同姓不婚"的原则必当遵守。《白虎通·嫁娶》说："娶三国女何？广异类也，恐一国血脉相似俱无子也。"从人类的生理和遗传上说明了亲缘关系太近的男女为婚，因其"血脉相似"于生育是极为不利的。《国语·晋语四》对男女"同姓婚娶"和"异姓婚娶"的后果及其道理做了如下阐述："异姓则异德，异德则异类，异类虽近，男女相及，以生民也，同姓则同德，同德则同心，同心则同志，同志虽远，男女不相及，畏黩敬也，黩则生怨，怨乱毓灾，灾毓灭姓，是故娶妻避其同姓，畏乱灾也，故异德合姓，同德合义，义以导利，利以阜姓，姓利相更，成而不迁，乃能摄固，保其上房。"《白虎通·五行》说："不娶同姓何法？法五行异类乃相生也。"这就从古代哲学的角度论述了人口发展的自然规律，即同姓男女婚娶可能无法正常繁育，只有异类才能相生。故我国古代男女婚姻的择配，十分注意亲缘关系的远近，《礼记·坊记》说："娶妻不娶同姓，以厚别也。"

二、求子与优生关系

《周易·系辞下》说："男女媾精，万物化生。"《灵枢经·本神》说："故生之来谓之精，两精相搏谓之神。"《尔雅·释诂上》说："神，重也。"《诗·大雅·大明》郑玄笺："重，谓怀孕也。"是男女阴阳两精交媾化合始结而为胎孕，故在阴阳适时和合、男施女受之际，须思想专一，神情恬愉，气血和调，则精气充盈，结胎纯真而为优；如遇惊受恐，神魂失守，气血逆乱，则精气受伤，所结之胎多邪杂而失真。《吕氏春秋·仲春纪·仲春》说："先雷三日，奋铎以令于兆民曰'雷且发声，有不戒其容止者，生子不备，必有凶灾'。"高诱注："有不戒慎容止者，以雷电合房室者（此'者'字衍），生子必有瘖聾通精狂痴之疾。"男女若淫欲过度，频频交合，以致斲丧太过，精气大损，或久病劳伤，则自身已先亏，生子必不壮，甚至结成畸形之胎，或断绝孕育。

三、胎孕与优生关系

《素问·宝命全形论篇二十五》说："人以天地之气生，四时之法成。"《灵枢经·岁露论第七十九》说："人与天地相参也，与日月相应也。"古人根据"人与天地相参"即通常所谓"天人合一"的观点，对人类所以"怀胎十月而生"的道理做了论述，《淮南子·地形训》说："天一，地二，人三，三三而九，九九八十一，一主日，日数十，日主人，人故十月而生。"胞胎在母腹，借母气以养，不断地生长变化，经历着量变到质变的过程。古人以月为率，概述着胞胎的逐月发展过程，《淮南子·精神训》说："一月而膏，二月而肤，三月而胎，四月而肌，五月而筋，六月而骨，七月而成，八月而动，九月而躁，十月而生。"《广雅·释亲》《文子·十守》亦载此义，说虽有小异，而大体则同。在十月胞胎期中，对于优生优育至关重要，其妊妇目之视、耳之听、鼻之嗅、口之言语饮食、心之思念、形之起居，无不给胎儿以影响，以外有感则内有应也。故古人特立有"胎教"之论，《古烈女传·周室三母》说："君子谓大任为能胎教。古者妇人妊子，寝不侧，坐不边，立不跸，不食邪味，割不正不食，席不正不坐，目不视于邪色，耳不听于淫声，夜则令诵诗道正事。"《新书·胎教》说："周后妃妊成王于身，立而不跛，坐而不差，笑而不喧，独处不倨，虽怒不骂，胎教之谓也。"《博物志·杂说下》说："妇人妊身，不欲令见丑恶物、异类鸟兽，食当避其异常味，不欲食见熊罴豹及射鸟射雉。食牛肉、白犬肉、鲤鱼头。席不正不坐，割不正不食。听诵诗书讽咏之音，不听淫声，不视邪色。以此产子，必贤明端正寿考，所谓父母胎教之法。故古者妇人妊娠，必慎所感，感于善则善，感于恶则恶矣。"从而表明妊娠妇人的言语视听和饮食居处，皆当遵守胎教之法，以调心神，和惰性，节嗜欲，庶事清静，达到神全气和，胎气安宁。因而，妊娠切忌悲哭惊怒、饮酒嗜辛以及房事性交等，以免贻胎儿出生后以胎毒。这就从一个方面为优生优育创造了有利条件。

在我国南北朝时期，北齐徐之才发展了张仲景、王叔和的妊娠经脉逐月养胎理论，并创造了妊娠各个伤胎的方治。这就对妊娠和胞胎的保健增添了认识和新的药方。这种妊娠经脉逐月养胎的理论，《诸病源候论·妇人妊娠病诸候上·妊娠候》《备急千金要方》《外台秘要·妊娠随月数服药及将息法》等均有记载。兹录《备急千金要方》之文于此："妊娠一月，足厥阴脉养，不可针灸其经。足厥阴内属于肝，肝主筋及血，一月之时，血行否涩，不为力事，寝必安静，无令恐畏。""妊娠二月，足少阳脉养，不可针灸其经。足少阳内属于胆，主精，二月之时，儿精成于胞裹，当慎护惊动也。""妊娠三月，手心主脉养，不可针灸其经。手心主内属于心，无悲哀思虑惊动。""妊娠四月，手少阳脉养，不可针灸其经。手少阳内输三焦，四月之时，儿六腑顺成，当静形体，和心志，节饮食。""妊娠五月，足太阴脉养，不可针灸其经。足太阴内输于脾，五月之时，儿四肢皆成，无大饥，无甚饱，无食干燥，无自炙热，无劳倦。""妊娠六月，足阳明脉养，不可针灸其经。足阳明内属于胃，主其口目，六月之时，儿口目皆成，调五味，食甘味，无大饱。""妊娠七月，手太阴脉养，不可针灸其经。手太阴内属于肺，主皮毛，七月之时，儿皮毛已成，无大言，无号哭，无薄衣，无洗浴，无寒饮。""妊娠八月，手阳明脉养，不可针灸其经。手阳明内属于大肠，主九窍。八月之时，儿九窍皆成，无食燥物，无辄失食，无忍大起。""妊娠九月，足少阴脉养，不可针灸其经。足少阴内属于肾，肾主续缕。九月之时，儿脉续缕皆成，无处湿冷，无著炙衣。""妊娠十月，五脏皆备，六腑齐通，纳天地气于丹田，故使关节人神皆备，便俟时而生。"在妊娠十月的整个过程中，又都有赖于手少阴心、手太阳小肠二者之主血脉以养胞胎，俱不可针灸其经可知。

徐之才逐月养胎方，是为妊娠各月伤胎之证而设，文繁不录，有未伤胎而养胎以利于优生优育者，《金匮要略·妇人妊娠病脉证并治第二十》有其方：①"妇人妊娠，宜常服当归散主之。当归散方：当归、黄芩、芍药、芎䓖一斤，白术半斤，右五味，杵为散，酒饮服方寸匕，日再服，妊娠常服即易产，胎无疾苦。"此方用于妊娠体质不肥者。②"妊娠养胎，白术散主之。白术散方：白术、芎䓖、蜀椒去汗各三分，牡蛎一分，右四味，杵为散，酒服一钱匕，日三服，夜一服。"此方用于妊娠体质较肥者。

妊娠进入临产之月，古人则主张预服一些滑胎药，以利于月足分娩时胎儿顺利生出。《备急千金要方》卷二第三载："养胎临月服，令滑易产。丹参膏方：丹参半斤，芎䓖、当归各三两，蜀椒五合，有热者以大麻仁五合代，右四味，㕮咀，以清酒湿，停一宿，以成煎猪膏四升，微火煎，膏色赤如血，膏成，新布绞去渣，每日取如枣许，内酒中服之，不可逆服，至临月乃可服，旧用常验。"（按：《金匮要略》《备急千金要方》各方药量，为汉唐时斤两，今则折为十分之一的斤两用之）。

古人为了优生优育和母体康健，还产生了"疏胎""绝孕"和"堕胎"观念，并积累了一定的经验。

四、分娩与优生关系

《汉书·外戚传》说："妇人免乳大故。"颜师古注："免乳，谓产子也，大故，大事也。"妇人分娩的难易，关系着产妇和胎儿的生命安全，以及出生后婴儿的生长，故古人十分重视而称"分娩"为"大事"。我国早在文明时代以前，先民由于知识低下，没有"养胎"意识，遇难产又无转胎催生之法，据古文献记载，遂发生了"剖腹生子"的现象。《史记·楚世家》说："陆终生子六人，坼剖而产焉。"（注：显然其六子非一母所生）限于当时各方面的条件，剖腹生子，失败者多而成功者少，常给产妇带来灾害，故姜嫄顺利生出首子后稷，而诗人为之庆幸，《诗·大雅·生民之什·生民》说："诞弥厥月，先生如达，不拆不副，无灾无害。"毛苌传："凡人在母，母则病，生则拆副，灾害其母，横逆人道。"郑玄笺："达，羊子也，大矣，后稷之在其母，终人道十月而生，生如达之生，言易也。"孔颖达疏："姜嫄之孕后稷，终其孕之月而生之，妇人之生首子，其产多难。此后稷虽是最先生者，其生之易，如达之生。然羊子以生之易，故比之也。其生之时，不拆割、不副裂其母，其母无灾殃，无患害，以此故可美大也。"

然此诗"达"字当作"羍"，《说文·羊部》说："羍，小羊也，从羊，大声，读若达同。"表明古代妊妇产难，则剖腹生子常灾害其母，而姜嫄始生其子，却如羍之易。"不拆不副，无灾无害"，未剖其腹，母无灾害，故诗人美而大之，以示庆幸。

始至春秋时代，我国就有了专业的产科医生。《国语·越语上》说："将免者以告，公医守之。"韦昭注："免，免乳也。医，乳医也。"是当时越国规定，国人凡有将要分娩者，必先预告之，国家即派产科医生去守护。西汉女医淳于衍，即宣帝宫中的产科医生。当时已有药物催生的记载，《史记·仓公传》说："菑川王美人怀子而不乳，来召臣意，臣意往，饮以莨药一撮，以酒饮之，旋乳。"司马贞索隐："乳，生也。"酒服莨药，是一个有效的催生药方，然久已不用，未知是被人遗忘，抑或是另有他故？不得而知。在数千年的产科实践中，我国传统医学发现和积累了不知凡几的催生药方，如槐子蒲黄酒方、酒服蛇蜕皮烧灰方、知母丸方、蟹爪汤方、半夏白蔹散，以及盐涂儿手足法等，不胜其录。兹将近世常用的"保生无忧散"摘抄于此，以示其例。据《女科要旨》卷二载"神验保生无忧散：妇人临产服一二剂，自然易生，或遇横生、倒生，甚至连日不生，连服一二剂，应手取效，可救孕妇产难之灾，常保母子安全之吉。当归酒洗一钱五分，川贝母一钱，黄芪、荆芥穗各八分，厚朴姜汁炒、艾叶各七分，菟丝子一钱四分，川芎一钱五分，羌活五分，枳壳麸炒六分，甘草六分，白芍酒洗炒一钱二分（冬月用一钱）。水二盅，姜三片，煎至八分，空腹温服。"在针灸学里，艾灸足小趾外至阴穴，催生甚效。此一方一灸二法，已为现代临床实践所证实，确有"矫正胎位"的功用。

《备急千金要方》卷二第五说："凡产妇第一不得忽忽忙怕，傍人极须稳审，皆不得预缓预急及忧悒，忧悒则难产。"《达生篇》根据这一观点，早于苏联费拉托夫发明"无痛分娩法"，提出了产妇"睡、忍痛、慢临盆"

的"六字真言"，以"瓜熟蒂落"为喻，说明分娩乃自然现象，要静以待之，以消除产妇的紧张情绪和恐畏心理，做到精神安定，气血和平，利于正常分娩，母子安全。

五、婴幼儿期与优育关系

我国古代对于优生优育，不仅重视其先天的精气纯厚，也重视其后天的哺养和抚育。《备急千金要方》卷五上第一说："夫生民之道，莫不以养小为大。若无于小，卒不成大。"非常注意出生后婴幼儿的卫生保健。婴儿一出生，即开始了清除其从母腹带来的可能导致疾病的因素。《备急千金要方》卷五七第二说："小儿初生，先以绵裹指，拭儿口中及舌上青泥恶血，此为之玉衡（一作御）。若不急拭，啼声一发，即入腹成百病矣。"古人对断脐则谆谆告诫要处理好，以防止脐肿、脐烂和脐风的发生，并论述了婴儿的衣着、居处、洗浴和哺乳的一般要求。

（一）衣着和居处

《诸病源候论·小儿杂病诸候一·养小儿候》说："小儿始生，肌肤未成，不可暖衣，暖衣则令筋骨缓弱。宜时见风日，若都不见风日，则令肌肤脆软，便易伤损。皆当以故絮著（同"着"）衣，莫用新棉也。天和暖无风之时，令母将抱日中嬉戏，数见风日，则血凝气刚，肌肉硬密，堪耐风寒，不致疾病。若常藏在帏帐之内，重衣温暖，譬如阴地之草木，不见风日，软脆不任风寒。又当薄衣，薄衣之法，当从秋习之，不可以春夏卒减其衣，则令卒中寒。从秋习之，以渐稍寒，如此则必耐寒。冬月但当著两薄襦一复裳耳，非不忍见其寒，适当佳耳。爱而暖之，适所以害也。又当消息，无令汗出，汗出则致虚损，便受风寒。昼夜寤寐，皆当慎之。"

（二）洗浴

《备急千金要方》卷五上第二说："浴儿法，凡浴小儿汤，极须令冷热调和，冷热失所令儿惊，亦致五脏疾也。凡儿冬不可久浴，浴久则伤寒，夏不可久浴，浴久则伤热。数浴背冷则发痫，若不浴，又令儿毛落。新生浴儿者，以猪胆一枚，取汁投汤中，以浴儿，终身不患疮疥。勿以杂水浴之。儿生三日，宜用桃根汤浴：桃根、李根、梅根各二两，枝亦得，咬咀之，以水三斗，煮二十沸，去滓，浴儿，良。"

（三）乳哺

人赖饮食以生。婴儿出生日，其母乳为天然的最佳饮食物。然有分娩后少乳或无乳以养其儿者，当以药食催其乳汁，如催之不出，则又当以他人乳汁代之，古人为保婴儿成长之优，对选择母乳提出了明确而合理的标准。《备急千金要方》卷五上第一说："凡乳母者，其血气为乳汁也。五情善恶，悉是血气所生也。其乳儿者，皆宜慎于喜怒。夫乳母形色所宜，其候甚多，不可求备，但取不胡臭、瘿瘘、气嗽、瘑疥、痴、癃、白秃、疬疡、沴唇、耳聋、齆鼻、癫痫、无此等疾，便可饮儿也。"《备急千金要方》卷五上第二还论述乳哺婴儿的节度和姿势。并指出："儿新生三日后，应开肠，助谷神，可研米作厚饮，如乳酪厚薄，以豆大与儿咽之，频咽三豆许止，日三与之，满七日可与哺也。儿生十日始哺如枣核，二十日倍之，五十日如弹丸，百日如枣。若乳汁少，不得从此法，当用意小增之。若三十日而哺者，令儿无疾。儿哺早者，儿不胜谷气，令生病，头而身体喜生疮，愈而复发，令儿尪弱难养。三十日后，虽哺勿多。若不嗜食，勿强与之，强与之不消，复生疾病。"是故婴儿乳哺必当有节度、有规律，勿饥勿饱，按时乳哺。

（四）怡情启智

《备急千金要方》卷五上第一说："凡生后六十日瞳子成，能咳笑应和人；百日任脉成，能自反覆；百八十日尻尻骨成，能独坐；二百一十日掌骨成，能匍匐；三百日髌骨成，能独立；三百六十日膝骨成，能行。"婴儿在其能"应和人"以后，逐渐具有了对周围感知的能力，然其精气未充，脏腑尚弱，神魂未旺，易受惊骇，故除应注意其饮食起居等外，要优化周围环境，使其常接触有益于身心健康的东西，勿看粗恶凶猛之象，勿听粗恶凶猛之声。多嬉戏说笑，保持和悦，勿打骂相加，防止惊吓。在整个婴幼儿期间，要随时随地注意以适当方式，自然而然地开导其思想，说之以正理，启发其智慧，为培养其良好的道德情操和聪明才智打下基础。故《新书·胎教》有"成王生，仁者养之，孝者襁之，四贤傍之"的记述。

（2002 年）

临床疗效是中医药学的生命

医，字本作"醫"。《说文·酉部》说："醫，治病工，从酉，殹声。"专门为人治病的人，称之曰"医"，为人治病，则是医者的天职。其研究、讨论、阐述和记载专门为人治病的学问，则称之为"医学"。我国医学深深植根于中华民族传统文化之中而与西医学有着不同质的内容，故特称之曰"中医学"或"中医药学"，亦可简称曰"中医"。中医药学是我国古代劳动人民长期与疾病斗争的经验积累。它包含着古人与疾病长期斗争的实际经验和理论知识。几千年来，我国古代医家，在医学领域里，始终坚持"实践第一"的观点，坚持医学理论指导下的临床医疗实践，坚持医学理论对临床医疗实践的依赖关系，坚持临床医疗实践对医学理论的严格验证，坚持临床医疗实践对医疗经验的不断积累及对医学理论的不断充实和发展，坚持了理论与实践的统一，从而保证了中华民族的繁衍昌盛，形成了具有辩证思维而比较系统的中医药学理论体系。这个"理论体系"，以丰富的实际经验为基础，而且还具有东方文化特征的理论思维，体现出中国医学科学的特色，故在近百年以来，虽经西方文化的现代科技的强烈冲击，和我国民族虚无主义的严重摧残，它至今仍然屹立在世界东方而未能完全消亡！尤其在 2003 年上半年，在参与抗击我国传染性非典型肺炎肆虐过程中凸显了治疗优势，又一次表明了它的强大生命力！

中医药学的强大生命力，又是在临床医疗实践活动中显现出来的。中医学是一门实践性特强的医学科学。只有临床医疗实践及其医疗效果，才能充分显出中医药学的真正价值和生命所在；只有临床医疗实践及其医疗效果，医家才能不断地充实经验、领悟理论、提高医疗水平。古代医学家如仓公、华佗、张仲景、徐之才、巢元方、孙思邈、甄权、庞安常、张子和、刘完素、李杲、张元素、朱震亨、李时珍、万全、徐大椿、叶香岩等，无一不是如此成为一大医家的。重视理论，勇于实践，知和行的统一，已是中医药学数千年来的优良传统，在理论思维指导下的不断实践，促进了中医药学的不断发展；在大量实践基础上的理论思维，经受住了近代西方科技的冲击。虽然民族虚无主义者对中医药学不屑一顾，千方百计地阻止中医参与急性重病的治疗，但当他们"黔驴技穷"的时候，中医药学仍然显出了它的治疗优势，发挥了自己的作用。中医的治病疗效，实是中医的生命。如果中医不能为人治病或为人治病没有疗效，不能愈人疾病，也就根本没有存在的价值，故中医必须临床实践，为人治病。近三十年来，有些醉心西方文化的中国人，在"中医不科学论"的思想指导下，一方面，无视中医药学理论与实践相统一的传统培养人才的成功经验，利用其手中掌握的职权，硬把西医学当作唯一模式搬到中医药研究生教育上来，轻视中医的理论学习和临床实践，大搞与中医治病或学术发展毫无关系的动物实验，屠鼠杀兔，虽学到"屠龙"之术，但不会用中医思路为人治病，从而不愿到临床为人治病，然却给以高学位，捧之曰"研究型人才"，甚至授以"官位"，使之领导继续修筑这条学医不治病或治不好病的中医之路；另一方面，则是否定中医理论对中医实践的指导作用，极力宣扬经验论，散布中医理论落后，甚至诬蔑中医理论阻碍了中医教学的发展，力主抛弃中医理论，或以西医思想指导用中药，以取消传统文化的继承性。这种或取消中医实践，或否定中医理论，而分裂中医知与行的统一、理论与实践的联系，破坏了中医药学理论对实践的依赖关系和理论对实践的指导作用，使实践没有自己的理论指导而成为"盲目的实践"，而在临床医疗活动中，任尔巧言如簧，也是不能很好治愈人之疾病的。为人治病没有疗效，来就诊者自然大大减少，从而门前寥寥无几，甚至没有了病人。如此，民族虚无主义者就会趁机宣布：中医治不好病，又无病人，应该撤销。整个中医药学的命运，将和现在某些综合医院的中医科一样被撤而销之。我们应该看到民族虚无主义者对中医药学的不良用心并给予揭露。否则，民族传统的中医药文化将断送在我们这一代人手里，那时我们就成了民族的罪人！

（2004 年）

"天人合一"思想产生的实践基础

在远古时代，我们的祖先在生活生产实践中，把自己放在天地万物的大自然中，通过仰观俯察，观鸟兽之文，与地之宜，近取诸身，远取诸物，认识到人与自然是一个统一的整体。"天地与我并生，万物与我为一。"进而产生了"天人合一"的观念，主要有三种形式的体现：其一，人类本身就是大自然的组成部分，人是一小天地，亦天亦人，天人一体，言天即言人，言人亦言天。《周易·系辞上》说："阴阳不测之谓神。"《周易·说卦》说："神也者，妙万物而为言者也。"《素问·生气通天论》说："苍天之气，清净则志意治，顺之则阳气固。""夫自古通天者，生之本，本于阴阳。"其二，人与天地相适应，大自然的四时变迁，日月移徙，海水潮汐等都给人体以影响，导致人体发生适应性变化。《素问·四气调神大论篇》所谓："故阴阳四时者，万物之终始也，死生之本也，逆之则灾害生，从之则苛疾不起。"《素问·生气通天论》所谓："阳气者，一日而主外，平旦人气生，日中而阳气隆，日西而阳气已虚，气闭乃闭。"《素问·八正神明论》所谓："月始生，则血气始精，卫气始行，月郭满，则血气实，肌肉坚，月郭空，则肌肉减，经终虚，卫气去，形独居。"其三，人与自然是一个统一的整体。人一方面依靠自己的智慧和劳动，从自然界里摄取食物以维持自己的生存；另一方面又根据对自然规律的认识，发挥自己的主观能动作用，从事对自然事物的利用和改造，所谓"赞天地之化育"者也，促进天地万物更好地发展。

《淮南子·修务训》说："夫地势，水东流，人必事焉，然后水潦得谷行；禾稼春生，人必加功焉，故五谷得遂长。"正是说明这一意义。这三种形式体现的"人天"关系，凸显了我国古代"天人合一"的"整体论思想"。在整体论思想指导下，随着古代社会的发展，至殷周及春秋战国时代，又产生了"阳明说""水说""五行说""精气说"等具有整体思想和唯物主义的各个哲学派别，促进了我国古代学术发展和科技进步。在天人合一思想指导下，人与自然保持着平衡、协调、统一、和谐的关系，维系着天地万物共生共长。

《荀子·天论篇》说："故明于天人之分，则可谓至人矣。"我们祖先把自己置于天地万物之中进行了整体观察，又将自己从天地万物中分离出来，对人体进行单独研究，通过对人体的解剖实践、生活实践和医疗实践的观察，积累了非常丰富的医疗实践经验。至春秋战国之时，中医早已从巫觋中分化出来，摆脱了巫觋神学的羁绊，而成为独立的医事职业，并已分科为疾医、疡医、食医、兽医，且具有了一些理论知识。通过当时各地医学家的相互交流，以大量的实践经验为基础，采用当时先进哲学思想为指导，对交流的医疗经验进行了整理、总结、提高、升华、创新，创造了以阴阳五行、脏腑经络、营卫气血、精、神、津液、六淫七情和药物的四气五味、升降浮沉以及组方的君臣佐使等为内容的中医药学理论体系，体现了医学世界的整体观，包涵了我国古代劳动人民长期与疾病做斗争的丰富经验和理论知识以及丰富多彩的治疗方法，具有明显的东方文化的特征。数千年来，在保证中华民族繁衍昌盛过程中，中医药经受了医疗实践的严格检验，并在这个严格检验过程中，创造了新经验，充实了与自己有益的其他民族的医疗经验，从而得到了巩固和发展。这个理论体系的包容性，使得中医药学不断地从世界其他民族优秀文化中吸取对自己有益部分而充实发展自己，这个理论体系的排他性，使得中医药学成为保持中华民族文化特征的一门独立的医学学科。它在 15 世纪以前，一直处于世界医学的领先地位；近代以来，它仍然经受住了西方现代科技的强烈冲击，而且 19 世纪还产生了专治急性热病的"温病学派"。可惜近几十年来，由于民族虚无主义的误导，在一片发展中医的繁荣景象中，中医学术发生了异化，导致全国大部分中医院不姓"中"，多数中医药人员"西医化"，患上了严重的"失语症"，没有自己的学术，没有自己的思想，没有自己的语言。中医几乎到了"名存实亡"的境地，所以继承和发展中医药传统文化已迫在眉睫。《中国中医药报》曾对某先生"否定天人合一""否定中医理论"的演讲展开讨论，笔者在此也想就否定"天人合一"的三个观点发表一点见解。

观点一："近代科学一个特点就是要摆脱掉'天人合一'这个概念，承认人世间有人世间的规律，有人世间复杂的现象，自然界有自然界的规律与自然界的复杂现象，这两者是两回事，不能把它合在一起。"首先，所谓近代科学就是要摆脱掉"天人合一"的特点是错误的。众所周知，近代科学是以"还原论"为基础的，而还原论认为，各种现象都可还原成一组基本的要素；各基本要素彼此独立，不因外在因素而改变其本质。这种方法，又叫"分析科学"，分析，分析，越分越细，不断深入研究，从不考虑事物的整体性。协同学的建立者、德国物理学家哈肯说："虽然亚里士多德也说过整体大于部分，但在西方，一到对具体问题进行分析研究时，就忘了这一点……"可见在以还原论为基础的现代科学研究中，根本就没有"整体"这一概念，哪里还用得上现代科学对"天人合一"思想的摆脱？事实上，任何人都不能摆脱"天人合一"规律的支配，试问有谁能在隆冬严寒时赤身裸体地躺在冰天雪地上睡大觉？有谁能在三伏天穿着大棉袄在炎炎烈日下站立 24 小时？这里需要指出，在还原论统治现代科学的 400 多年里，"还原论"促进人类创造了大量财富，使社会得到繁荣，人民生活得到改善，为社会进步做出过很大贡献。但是还原论只见树木，不见森林，只顾眼前，不顾长远，只顾现在，不顾将来，只顾生产，不顾自然，只顾事物的一个方面，不顾事物其他方方面面的实况，对"整体论"不屑一顾，事实已体现出它的先天不足性和给人类造成的严重灾害，资源匮乏、环境污染、生态失衡、人口爆炸、自然灾害频发、新的危急疾病不断出现，严重威胁着人类生存，还原论已经走到了它的尽头。

再谈人和自然界能不能合一的问题。人类本身就是大自然的一个组成部分，大自然是一个统一的整体。《庄子·知北游》说："通天下一气耳。"《庄子·逍遥游》说："野马也，尘埃也，生物之以息相吹也。"大自然通过具有不灭性、连续性、运动性、传递性、相互作用等属性的物质性本原的"气"的流行，保持着天地万物的相互对立、相互联系、相互依赖、相互促进的协调和统一，在"阴阳"的支配下，永不停息地处于发生、运动、消逝之中，进行着生、长、化、收、藏的过程，则可合之为一；同时，人又具有社会性，有智慧、能劳动、能创造、有情感，不同于自然界，且人类本身千差万别，虽然如此，但仍不妨碍人对大自然的适应和"赞天地之化育"。

观点二："中药是中国人的祖先几千年智慧的结晶，是中华文明重要的科学遗产之一，这已被全世界所公认。中医几千年的经验总结获知了很多药材，这些药经过近代科学的研究证明确实非常之重要。但是，中医的理论直接沿袭了《易经》的思路，而非近代科学化的……所以我们要抛弃中医的理论，因为其中掺杂有几近迷信的成分，而代之以近代科学化的方法。"大家知道没有中医理论，就没有中医药学，也就是无所谓中医，没有中医，也就没有中药。而中药的治疗功效，则是在中医理论指导下正确运用才有的；没有中医理论的正确指导，中药是无法发挥治疗作用的。日本就是抛弃了中医理论及其临床思维方式的辨证施治，才用小柴胡汤治病误死多人，这是多么深刻的教训！中医和中药是不可分割的。"药"字本为"藥"，《说文·草部》说："藥，治病草。"一些草木，本是先于人们发现其治病作用而存在。但只有当人们发现其治病作用并利用其治疗作用而为人体治疗疾病时，它才是药物，否则，它仍然只是草木，俗所谓"认得它，是个宝，不认得它，是个草"。在人们运用它为人体治疗疾病时，也就是在进行"医"的活动。故其"医"（不含非药物疗法的医疗活动）与"药"是一对孪生兄弟，同时出生。医，原作"醫"，《说文·酉部》说："醫，治病工也。"其"药"为"治病草"，而"医"为"治病工"，二者在"治病"活动的基础上紧密地联结在一起。没有"医"，就无所谓"药"；没有"药"，也就不成其为"医"。只有医术高明，才能发挥药物的更大效能；只有药物质优，才能体现医疗的更高水平。"医"与"药"二者一出生就互相联结，互相依赖，互相促进，存则俱存，伤则俱伤。在我国长期的社会发展过程中，医疗的发展促进了药物的丰富和发展；药物的丰富和发展，促进了医疗范围的扩展和医疗水平的提高。它们互相促进，共同提高。二者分工不分家，总是在相互合作，同步发展。某先生无视这一事实，主张抛弃中医理论，只希望把中药当作"科学遗产"留下来，这是 1929 年余云岫主张"废止中医，保留中药，加以改造，变为西药"的"废医存药"的老调重弹。当然其二人亦有不同之处，余云岫要废止中医，是认为中医为当时医药卫生之障碍，这种不合实际的论点，当时遭到全国中医药界和有识之士的坚决反对。今天某先生重提抛弃中医的理论，是认为其直接沿袭了《易经》的思路出现了"分类精简"和"掺杂有几近迷信的成分"。这也是不合实际的，只会使中医学术思想更加混乱。

恩格斯在《自然辩证法》一书中指出："一个民族要想站在科学的最高峰，就一刻也不能没有理论思维。"中医理论是建立在丰富的实际经验基础上的，曾经受住了西方现代科技的强大冲击而依然屹立在世界东方，并长期指导着中医药学的临床实践，如果我们"抛弃了中医的理论""代之以近代科学化的方法"，那么不可想象改造后的中医还如何造福人类？在我国医史上，1930 年在南京成立了"中央国医馆"，就提出了一个"科学化"口号，以"科学"整理中医。所谓"科学"者，乃"西医学"也，"科学化"者，用"西医理论化掉中医理论"，亦即"中医西医化"也。这一口号也一直延续到新中国成立后，使具有民族传统文化的中医药学受到了极大损害，直至1954年毛泽东主席高瞻远瞩纠正了这一错误。

观点三：中医理论，"其中掺杂有几近迷信的成分"。不知论者所说"中医理论"中掺杂的"几近迷信的成分"是指什么？是指的"阴阳五行"吗？若是这样，就大错而特错了。中医药学的"阴阳""五行"是我国古代的两个哲学派别，它阐释着世界万事万物的相互对立、相互依赖和以类相从、此消彼长的运动规律。《素问·天元纪大论》说："太虚寥廓，兆基化元，万物资始，五运终天，布气真灵，总统坤元，九星悬朗，七曜周旋，曰阴曰阳，曰柔曰刚，幽显既位，寒暑弛张，生生化化，品物咸章……阳中有阴，阴中有阳。"《素问·藏气法时论篇》说："五行者，金木水火土也，更贵更贱，以定五脏之气，间甚之时，死生之期也。"揭示了世界的整体性与变动性，具有东方文化的特征。由于古代历史条件的限制，在解释世界时，虽然还存在一定的局限性，但它的本质和主流则是正确的，只是以西方"还原论"为思想基础的"机械唯物论"者无法理解罢了！谈何迷信之有？不可否认，西方还原论的研究方法在近代科学研究中为人类做出过很大贡献，但它只具有相对的真理性。应该明白，文化是多元化的。如果把西方"还原论"当作绝对真理，当作终极真理，当作文化界的唯一标准，用来评判世界各种文化的正确与否，这是非常荒谬的。无原则地把西方还原论加以夸大，到处硬套，否定世界一切文化，就使"还原论"这一西方近代科学研究变成了某些人头脑里的"绝对真理"，这才是对"还原论"的盲目迷信。

（2005年）

"整体论"是中医药学的哲学基础

2005 年 2 月 25 日，《中国中医药报》第三版刊载了某先生 2004 年 10 月 14 日在第二届"智慧学学术研讨会"上的发言，对我国古代整体论思维和中医药学提出了他的论点。在此，我对他的一些论点提出不同看法。

论点一："《易经》的……整体思维，其实是笼统思维。没有进行具体分析，就要去'辩证'地综合。典型的例子，是中医理论中的阴阳、五行等'玄而又玄'的说法……"所谓"笼统"者，乃"一切不分"之谓。既然一切不分，何有"草""木""鸟""兽""虫""鱼""土""石"之称？可见所说中国古代的"整体思维"为"笼统思维"是没有根据的。我们知道，一定历史时期的文化艺术（包括语言文字），有一定历史时期的特点。因而，研究我国古代的整体论思想，理所当然地要把它放到古代社会里去考查，必须用历史唯物论的立场、观点和方法，深入学术思想里面去，不能停留在文字表面上，也不能要求古人说出和我们现在同样的话来。《周易·系辞下》说："有天道焉，有人道焉，有地道焉……三才之道也。"《素问·三部九候论》说："一者天、二者地、三者人，因而三之，三三者九，以应九野……九野为九藏，故神藏五，形藏四，合为九藏。"《礼记·中庸》说："唯天下至诚，为能尽其性。能尽其性，则能尽人之性。能尽人之性，则能尽物之性。能尽物之性，则可以赞天地之化育。可以赞天地之化育，则可以与天地参矣。"《荀子·天论篇》说："天有其时，地有其财，人有其治，夫是之谓能参"及"夫人事，必将与天地相参，然后乃可以成功。"《春秋繁露·立元神》说："天地人，万物之本也，天生之，地养之，人成之。"《文子·上仁》说："食者，人之本也。民者，国之本也。故人君者，上因天时，下尽地理，中用人力，是以群生以长，万物繁殖，春伐枯槁，夏收百果，秋蓄蔬食，冬取薪蒸，以为民资。"无可辩驳地表明了我国古代在采取或论述任何事件时，都是把人放在天地自然一起去考虑的，体现了我国古代辩证思维的整体论思想，已被中外学者所公认。

耗散结构理论的创建者、曾获诺贝尔奖的普里戈金1986年在《探索复杂性》一书中说："中国文化具有一种远非消极的整体和谐。这种整体和谐是各种对抗过程间的复杂平衡造成的。"协同学的建立者、德国物理学家哈肯说："中医却成功地应用了整体性思维来研究人体和防治疾病。"英国《自然》杂志主编菲利普·坎贝尔博士2001年10月28日在接受新华社记者姜岩采访时说："从原则上说，未来对生命科学的研究方法应当是西方科学方法与中国古代科学方法的结合，中国古代科学方法重视从宏观、整体、系统角度研究问题，其代表是中医的研究方法，这种方法值得进一步研究和学习。"中国科技大学校长、中国科学院院士朱清时与新华社国际部科技室主任姜岩两人合著的《东方科学文化的复兴》一书中说："中医从整体上去研究复杂的人体，擅长综合地把握它们的规律，并用符号化方法描述它们（阴／阳、内／外、寒／热、虚／旺），西医则把人体分解成系统、组织、细胞、分子，擅长从这些单元的状态来推知人体的状态。20世纪上半叶，西医的这种还原论式的研究方法大行其道，以至于学术界很多人把以中医学为代表的用整体论方法发展起来的中国传统科学文化视为不科学。现在中医受欢迎，不仅是由于大量实践的检验，更重要的是因为分子生物学的发展使我们对疾病的本质和中医的机制有了进一步的了解。"张岂之等在《中国历史十五讲》一书中说："最能体现这种整体性和辩证性观念的学科是医学。我们在上文说过，中医特别强调阴阳的相互依存、消长、平衡，强调对病因的综合考察，讲究辨证施治，就是这种观念的集中体现。"启示了我国古代整体论思想将在现代科学的发展中做出新贡献。然而某先生硬把中国古代的"整体思维"，贬称之曰"笼统思维"，并把中医理论中的"阴阳""五行"等等斥之为"玄而又玄"的典型例子，且指责中国古代"没有进行具体分析，就要去'辩证'地综合"。这不合乎事实。

其一，古代整体思维，一方面强调天人合一，人和大自然是一个统一的整体；另一方面强调天人相分，人和大自然是有区别而不一样的。在社会实践中做任何一件事，都先要考虑到天时气候、地理环境、人事变化、物质条件等现时和以后的影响和可能的影响，这怎么算是"笼统思维"？李冰父子进行都江堰水利工程，用"笼统思维"能成功吗？张衡发明"漏水运转浑天仪"和"候风地动仪"，用"笼统思维"能成功吗？

其二，古代整体思维在宏观上特别重视天人关系和谐，在微观上则重视事物内部关系的协调，因而在整体论思想指导下，进行过具体事物的考查和分析。《周易·同人·象文》说："天与火，同人，君子以类族辨物。"朱熹注："天在上而火炎上，其性同也。类族辨物，所以审异而致同也。"在审察各个具体事物的相"异"中而求出其"同"。在社会实践中，则对具体事物用辩证思维进行具体分析和具体处理，如病人神志不清、四肢厥冷，其脉滑者，为热深厥深，阴阳不相顺接，用白虎汤以撤热；其脉迟者，为阴寒内盛，阴阳不相顺接，用四逆汤以祛寒。又如中医药学里的"麻黄汤"，以"麻黄""桂枝""杏仁""炙甘草"为方，是所谓"辛温发表法"，用以治疗"头痛项强，发热恶寒，无汗而喘，口不渴，身疼痛，脉浮紧"的"伤寒病"，若以"石膏"易其方中的"桂枝"，则成了"辛凉发表法"的"麻杏石甘汤"，绝不可以再用于上述伤寒病，而可以用于治疗"头痛项强、发热口渴而不恶寒"的"温病"。中医药学的整体性、辩证性观念在临床医疗中，总是因时因地因人制宜，并随着客观病情的不断变化而不断地采取相应新的治疗措施，病万变药亦万变，做到辨证施治。怎么能说中医"没有进行具体分析"？试问"没有进行"过"具体分析"，能够做到"辨证施治"吗？它虽然进行的是整体思维，而没有还原论的分析入微，但毕竟还是具体分析。说实话，医学理论中如果没有辩证思维，即使长于分析，也不可能做到辨证施治。这确是无可辩驳的事实！

其三，中医理论的阴阳五行等等，并不是"玄而又玄"，只是以"还原论"为基础的"机械论"者不愿理解罢了！《春秋繁露·阴阳义》说："天地之常，一阴一阳。"《春秋繁露·天道无二》说："阴与阳，相反之物也。"《太玄经·交》说："阳交于阴，阴交于阳。"《新书·六术》说："阴阳，天地之动也。"《礼记·郊特牲》说："阴阳和而万物得。"《管子·四时》说："是故阴阳者，天地之大理也。"《素问·阴阳应象大论》说："阴阳者，天地之道也，万物之纲纪，变化之父母，生杀之本始，神明之腑也。"可见阴阳是从具体事物和现象中抽象出来的，没有固定的形体，不研究具体事物的物质实体，只有两类动态功能的属性，而揭示事物对立统一的普遍规律。毛泽东在生前也指出过："一点论是从古以来就有的，两点论也是从古以来就有的。这就是形而上学跟辩证法。中国古人讲'一阴一阳之谓道'。不能只讲阴没有阳，或者只讲阳没有阴。这是古代的两点论。形而上学是一点论。"中医理论的"阴阳说"颇似现代唯物辩证法的"矛盾观"，阐明了世界万事万物的对立统一规律。

中医理论的"五行"，是以"金""木""水""火""土"五者为主要内容。《尚书·洪范》说："水火者，百姓之所饮食也；金木者，百姓之所兴作也；土者，万物之所资生也，是为人用。"五行乃人们日常生活中常见的五种物质，各有自己的性态特征，《尚书·洪范》说："水曰润下，火曰炎上，木曰曲直，金曰从革，土爰稼穑。"王冰注《素问·阴阳应象大论》说："柔软曲直，木之性也。""炎上熏赤色，火之性也。""安静稼穑，土之德也。""坚劲从革，金之性也。""清洁润下，水之用也。"古代即以金、木、水、火、土为基本构架，用五分法将世界万事万物按取象比类的方法使之以类相从，研究人和自然的普遍联系，并以五行相生相克观点，研究人和世界万物以及人体各部的相互联系、相互依赖、相互促进的运动规律。

五行学说是我国古代阴阳学说以外的一个哲学派系，在战国末期才被邹衍合在一起。在我国古代医学发展中，五行学说发挥过积极作用，但古人在长期医疗中，没有根据医疗实践的发展而进行医学理论的创造，而是满足于五行生克乘侮的到处乱套，五行又成为中医理论的组成部分，阻碍了中医药学的发展，如病机中的"水不涵木""火不生土"等，治法中的"培土制水""佐金平木"等，用之则医学停滞而不合时宜，弃之则陷入理论空白而无以解说。这只有等待真正的中医现代化了。

现在，我们再来看看恩格斯是怎样评价古代整体观的。恩格斯在《反杜林论》一书中说："当我们深思熟虑地考察自然界或人类历史或我们自己的精神活动的时候，首先呈现在我们眼前的，是一幅由种种联系和相互作用无穷无尽地交织起来的画面，其中没有任何东西是不动的和不变的，而是一切都在运动、变化、生成和消逝的。这种原始的、素朴的，但实质上正确的世界观是古希腊哲学的世界观，而且是由赫拉克利特最先明白地表述出来的：一切都存在而又不存在，因为一切都在流动，都在不断地变化，不断地生成和消逝。但是，这种观点虽然正确地把握了现象的总画面的一半性质，却不足以说明这幅总画面的各个细节；而我们要是不知道这些细节，就看不清总画面。"恩格斯在这里首先肯定了古代整体观正确地把握了总画面的一般性质，然后指出其未能说明构成总画面的各个细节，因而也就看不清这幅总画面。这个"看不清"是指视之"模糊"，而不是言之"笼统"。可见"笼统说"是不确切的。众所周知，模糊还是可以出科学的，如"模糊数学"是其例。

论点二："从总体来说，中医的医疗效果不如西医""中医理论多年来没有什么进步"。

中医理论多年来没有什么进步？中医的效果真的不如西医？这不能一概而论，应该做历史分析。众所周知，1840年鸦片战争以后，西方文化大量涌入了中国，中国沦为半殖民地半封建社会，一些中国人产生了严重民族自卑感，一切崇尚西方，极力主张"全盘西化"。在医药卫生领域里，1929年余云岫提出了一个所谓"废止旧医，以扫除医事卫生之障碍"，南京政府即据之向全国下达了"废止中医令"，但在全国中医药界和有识之士的坚决反对下而未行其果。于是在南京成立了"中央国医馆"，提出了"中医科学化"，以西医理论取代中医理论，抽掉中医药学的灵魂，企图消灭中医于无形。1950年在第一届全国卫生工作会议上，余云岫、宋大仁、江晦鸣三人又联合提出一个"改造旧医实施步骤草案"，人们称之"四十年消灭中医计划"，得到当时卫生部主要负责人的采纳，继之某人以东北大区卫生部部长的身份发表了"在一定的政治经济基础上产生一定的医药卫生组织形式与思想作风"，指中医为"封建医"，只能"在农民面前起到有医生的安慰作用"。当时卫生部主要负责人自1952年起，组织在全国对中医实行登记、考试（以西医科目考中医）、办进修（用西医知识改造中医人员），积极实施余云岫等"四十年消灭中医计划"，把中医推向了被消灭的边缘。毛泽东主席发现后，严厉批判了当时卫生部主要负责人轻视、歧视、排斥中医的错误思想，挽救了中医。继而成立了中医科研、教学、医疗机构，为中医事业的发展奠定了基础。

然而遗憾的是，至今民族虚无主义思想却没有得到肃清，在这些中医机构里歧视和限制中医的人仍大有存在，在"中医落后论""中医不科学论"的思想指导下，除了用西医教育、科研、医疗的一套管理模式，在教学上，几乎塞进了近半的西医课程的内容；在科研上，完全从西方搬来了一套科研方法，以经济为手段，逼得中医就范，走入西医化，很少鼓励支持中医创造自己的科研方法；在医疗上，医院里凡是危急重的病人，都不许中医治疗，必须转至西医病房，剥夺了年轻中医治疗危急重病的锻炼机会，使中医与危急重病日渐生疏，以致全国大多数中医院不姓"中"，大多数中医人员"西医化"，连中医博士毕业生也不会用中医思路看病。尽管如此，1954年石家庄市中医治疗"乙型脑炎"，20世纪80年代江苏、江西中医治疗"出血热"都表明了中医治疗急性病确实有疗效。尤其在2003年上半年进行的抗击"传染性非典型肺炎"过程中，充分证明了中医的治疗优势，并得到了世界卫生组织官员的认可。在日常医疗实践活动中，不少在大医院被西医判为"死刑"的病人，竟被中医治愈了。20世纪70年代，湖北农村1岁多女孩的"脑双侧脉管炎"是我用中药治好的。又如，武汉一老红军因肺癌住某大医院治疗，一日忽然"舌缩入喉"，西医专家认为"是肺癌病发展的必然结果，无法使舌再伸"，也是我用中药使病人的舌恢复活动而伸缩自如的。对于一时查不出病原或查出了病原而尚无治法的疾病，则显示着中医有无比优势，这怎么能说"中医的治疗效果不如西医"呢？如果中医治病真的不如西医，那为什么外国留学生到中国来学中医的人数总是占学科的首位？

我们认为，中医西医是两个不同理论体系的医学，分别属于东西方两个不同的文化范畴，各有自己的文化特征。西医是以还原论为基础，长于分析；中医是以整体论为基础，长于综合。两者各有优缺点，存在一定的互补性。应该相互交流，各从对方文化中吸取于自己有益的部分充实发展自己。民族虚无主义者，醉心于西方文化，总是压抑、贬损民族传统医药学，以讨好西方文化霸权主义，在我国中医药学走向世界和保卫民族文化安全的今天，无原则地把西医捧到天上，把民族传统医药学贬得一无是处，这不公平，也不是实事求是的科学态度。

论点三：一些中医理论研究者的"研究目的就是要'证明'《黄帝内经》的正确"。

这似乎是指当前盛行的屠鼠屠兔实验研究的目的。若然，这和真正研究《黄帝内经》的中医是两码事。它是以弱化中医治病疗效，并上以欺骗领导、下以欺骗群众而便于其从中浑水摸鱼为目的的，与真正的中医研究无关。对《黄帝内经》的内容，单纯的所谓"理论研究"应该说现在是不存在的。《黄帝内经》蕴藏有大量具有东方文化特征的正确的医学科学的内容和丰富的辩证法思想，应该采用历史唯物论的立场、观点和方法，把它挖掘出来使之为我们这个时代的现实服务，故真正的中医在研究《黄帝内经》内容时，总是把它和临床医疗实践紧密结合起来研究。因为《黄帝内经》能够指导临床医疗实践，又需要临床医疗实践的检验。通过研究，证明《黄帝内经》正确的医学科学内容则肯定之、阐释之，并发扬光大之，同时对其被古人附会上去而不符合医学实际的内容则给以抛弃之，以利后者学之。这正是对《黄帝内经》这部古代光辉文献所做的继承和整理。我们是历史唯物论者，我们承认而且必须承认以《黄帝内经》为载体的医学理论及其思维方式在古代东方曾经发挥过积极的作用，我们不是历史虚无主义者，我们也不能否认它在当今时代仍然有一定的现实意义。从来没有人说《黄帝内经》是完整无缺而且包括了医学的一切的。然而某先生竟指责别人认为"2000 年前的《黄帝内经》已经穷尽了医学的一切"，这种先以不实之词强加给别人，然后再加以驳斥的做法是不够严肃的。

（2005 年）

试论我国"天人合一"思想的产生
及中医药文化的思想特征

一、"天人合一"思想的产生背景

任何一个民族，如果没有自己的民族文化，是不可能立于世界民族之林的。

世界各个民族，由于各自所处的环境和条件不同，所创造的民族文化有早有晚，而且各不相同，各有自己的民族特征。中华民族，自古以来就生活在这块华夏大地上，而华夏大地这块土地，东面是浩瀚无垠的大海，西面是高耸入云的阿尔泰山、昆仑山以及黄沙四起的戈壁沙漠，西南是横空出世的喜马拉雅山，北面是长年寒冷的西伯利亚荒原，南面也是崇山峻岭和海洋。在这四面基本固塞的环境里，庖牺氏没，神农氏作，教民稼穑，民始谷食，《白虎通·号》说："谓之神农何？古之人民皆食禽兽肉，至于神农，人民众多，禽兽不足，于是神农因天之时，分地之力，制耒耜，教民农作，神而化之，使民宜之，故谓之神农也。"近年来的考古发现，我国早在七八千年前的新石器时代就发明了农业，产生了原始农耕，人们生活由迁徙到定居，由采集和狩猎的自然经济转变到农业种植为主而辅以牲畜豢养的生产经济。在长期农业生产发展过程中，人们通过仰观俯察和生产实践的体验，逐渐意识到天地万物都气息相通，保持着互相联系、互相依存、互相对立、互相制约，促成着世界的发展，《庄子》所谓"万物之以息相吹"也，尤其认识到农业收成的丰歉，特与人们耕作技术密切相关，并受日月星辰移徙、四时寒暑变迁、土地肥沃高下燥湿和昆虫禽兽以及水旱灾害等自然变化的严重影响。民以食为天，农植稼穑确保了人的基本生存，而人则"赞天地之化育"，以助天地万物之生存繁育，从而产生了"天人合一"的观念。人与自然则要求保持协调、和谐、平衡、统一。

太古时期，我国先民茹毛饮血，穴居野外，与猛兽杂居，人兽相食，依赖人的团结，战胜猛兽；至部落战争，亦是众者胜而少者败。进入文明社会，人类发生了第一次社会大分工，脑力劳动和体力劳动分工了，并出现了与氏族部落群居不同而有着宫殿官署和宗教祭祀活动的人们群居的城邑，百工交易，互换有无。然中国古代的这种城邑，没有和大规模开发矿藏和航海事业相联系，没有出现西方的城邦制和选举议长，而是与农业经济紧密联系在一起，为了战胜水、旱灾害，修建如都江堰、郑国渠、期思水库那样的大型水利工程，超出了任何一个封建领主的范围，则由官吏出来筹划、协调和组织兴建，改善了农业灌溉条件，促进了农业生产的发展，人们的生活，则一人之需而百人为备，人与人则紧密相关着。

我国古代，在"制礼作乐"过程中，已具备"以人为本，怀仁布德，化成天下"的理念，因而提出了在社会活动中要"和为贵"，人人"不独亲其亲，子其子"，而要做到"老吾老，以及人之老；幼吾幼，以及人之幼"，保持着社会的和谐与协调，"上下合德，无相夸伦"，不得有"强凌弱，众暴寡，贯傲贱，长欺少"。

《礼记·中庸篇》说："喜怒哀乐未发谓之中，发而皆中节谓之和。中也者，天下之大本也；和也者，天下之达道也。致中和，地位焉，万物育焉。"表明了我国古代人文科学和自然科学是结合在一起的。人文关怀指导着科学技术的发展。

综上所述，人与自然环境和社会环境都具有整体性，而且还不断发展变化着。它凸显了东方文化的特征，体现着中华民族传统的主体文化。

二、中医药学思想文化的基本特征

2001 年 3 月 4 日下午，江泽民总书记在全国政治协商会议九届四次会议教育、医药卫生界联组会讨论时的讲话中强调指出："中医药学是我国医学科学的特色，也是我国优秀文化的重要组成部分。"中医药深深植根于中华民族传统的主体文化中，它以阴阳五行、脏腑经络、营卫气血、精神津液、脂膏盲膜、皮肉筋骨、毛发孔窍、七情六淫、药物四气五味、升降浮沉、组方君臣佐使等独特的理论体系和辨证论治，因时、因地、因人制宜的辩证思维方式以及丰富多彩的治疗方法等屹立在世界东方。它具有与在西方文化背景下产生的西医药学绝对不相同的基本观点，其主要体现如下。

1. 人本思想

《素问·宝命全形论篇》说："天覆地载，万物悉备，莫贵于人。"人为万物之灵，体内"藏神"，有智慧，会劳动，能创造。人是社会的人，不是细胞简单的堆砌，而有着复杂的心理活动。《素问·宝命全形论篇》说："君王众庶，尽欲全形。"无论贵贱，人人都想自己的身体健康无病和生命安全，因而中医药学就一切从"人"出发，把维护人的生命健康放在首位，研究人，研究人的活动，研究人体组织结构、生理状况、病理变化、生存条件和生存环境。《灵枢·本神篇》提出养生"必顺四时而适寒暑，和喜怒而安居处，节阴阳而调刚柔"，以达到人体"十二官"的相互为用，"主明下安"，并创造发明了"行气""导引""按摩""针刺""灸焫""药物"与"外科手术"等强身保健和治疗疾病的有效方法，保障人体健康和生命安全。

2. 整体观

在中医药学理论里，认为人体以心、肝、脾、肺、肾等五脏（还有心包络）和胆、胃、大肠、小肠、三焦、膀胱等六腑为中心，在心神的主导下，通过网布人体周身内外上下的经络系统，将营卫血气输送到各部组织机构，以保证各部组织机构的正常功能活动，发挥着"神"的作用，并体现出各部组织的相互为用，使人体形成一个统一的整体；同时，营卫血气通过心神作用的主导，在经络系统内循环运行过程中，从遍布全身经脉循行路线的穴位上稍事会聚，以与外界环境相交通，从而使人体各部组织是一个统一的整体，人体与外在环境也是一个不可分割的整体，故自然的日月运行、四时变迁、海水潮汐、晴雨变化和社会的富贵贫贱的变更等等，都会给人体以影响。《素问·生气通天论篇》说"平旦人气生，日中而阳气隆，日西而阳气已虚，气门乃闭"之文，从一个侧面阐述了古人的这一观点。

3. 变动观

中医药学认为，在医学世界里，一切事物都不是静止的、不变的，而是在不断运动、不断发展、不断变化的，永远处在"变动不居"的过程中。《素问·宝命全形论篇》说："人生有形，不离阴阳。"《素问·阴阳离合论篇》说："阴阳者，数之可十，推之可百，数之可千，推之可万，万之大，不可胜数，然其要一也。"阴阳存在于一切事物过程中，贯穿于一切事物过程之始终。阳道奇，一、三、五、七、九是也；阴道偶，二、四、六、八、十是也。二者相对平衡，既相互联系，又相互对立，处于一个统一体中，维护着人体的生存和正常发展。这种平衡如被打破，则偏阴偏阳是谓疾也。

《灵枢·经脉篇》说："人始生，先成精。"《素问·金匮真言论篇》说："夫精者，身之本也。"精是构成人体的基本物质，在保证人体正常生长发育过程中不断地被消耗，又不断地从饮食中得到补充。《灵枢·营气篇》说："谷入于胃，乃传于肺，流溢于中，布散于外，精专者，行于经隧，常营无已，终而复始，是谓天地之纪。"精气在终而复始的不断循环运行以濡养人体各部组织过程中，总是"弃其陈，用其新，腠理遂通，精气日新"，进行着人体的新陈代谢，保障着人的生命活动。精气郁滞则为病。

4. 疾病观

《素问·调经论篇》说："夫心藏神，肺藏气，肝藏血，脾藏肉，肾藏志，而此成形，志意通，内连骨髓，而成身形五脏。五脏之道，皆出于经遂，以行血气，血气不和，百病乃变化而生。"以五脏为主体、以心为主导通行血气具有生命活动的人体发病，乃由某些致病因素伤人导致血气阴阳失去平衡而然。人有疾病，必然在人体某些部位甚至全身反映出各种证候，所谓"有诸内必形诸外"也。人体疾病的各个证候，彼此都是互相关联、互相影响着的。恩格斯在《自然辩证法》中也曾说过："身体某一部分形态的改变，总是引起其他部分的形态改变。"即使只身体某一个部位出现证候，它也是人体全身病变的局部反映。而且，任何疾病都是动态的，都是随着时间的推移而不断地发生着变化的，有的从外入内进行传变，有的由脏传腑或由腑传脏，有的循太阳、阳明、少阳、太阴、少阴、厥阴等六经传变，有的循卫、气、营、血等传变，有的循上焦、中焦、下焦等三焦传变，有的循肝、心、脾、肺、肾等五脏传变；寒证可以转化为热证，热证也可以转化为寒证，实证可以转化为虚证，虚证也可以转化为实证。总之，病证不是固定不变的。

5. 治疗观

《素问·四气调神大论篇》说："圣人不治已病治未病。"所谓"治未病"者，乃指"未病先防"和"已病防变"也。扬汤止沸，何若釜底抽薪？中医药学认为，已病则治，不如预防而无病，提出了积极"养生"的概念，嘘吸阴阳，调摄精神，和喜怒，适寒温，节阴阳，安居处，清静调适，恬淡无为，不以物累形，使邪僻不生，则健康无病。其"已病防变"者，则如《金匮要略·脏腑经络先后病篇》说："见肝之病，知肝传脾，当先实脾。"以防止疾病之传变。如病已传，则"随证治之"，做到"病万变药亦万变"。然疾病尚有寒热之别，虚实之异，又根据各疾病寒热虚实的不同病机，提出"寒者热之，热者寒之""虚者补之，实者泻之"。以调整人体功能，祛除病邪，达到人体阴阳气血的平衡协调，恢复健康。

6.教育观

中医药学是我国古代长期医疗实践活动积累起来的经验知识，是维护人体健康和生命的一门学科，在长期传承过程中，形成了具有东方特色的教育观念。

（1）择人而教。《素问·气交变大论篇》说："得其人不教，是谓失道，传非其人，慢泄天宝。"是故必选择道德高尚、行为端正、聪敏颖慧、有志于医的优秀人才而教，以确保医学知识的传承，达到《灵枢·师传篇》说："则而行之，上以治民，下以治身，使百姓无病，上下和亲，德泽下流，子孙无忧，传之后世，无有终时。"体现着对后世子孙永远的人文关怀。

（2）因材施教。《灵枢·病传篇》说："诸方者，众人之方也，非一人之所尽行也。"根据人们不同的天资、性格和志趣，教以不同的医学知识和技能，《灵枢·官能篇》提出："明目者，可往视色。聪耳者，可使听声。捷疾辞语者，可使行针艾，理血气而谓诸逆顺，察阴阳而兼诸方。缓节柔筋而心和调者，可使导引行气。疾毒言语轻人者，可使唾痈咒病。爪苦手毒，为事善伤者，可使按积抑痹。"

（3）传授真知。《素问·金匮真言论篇》说："非其真勿传。"为了传授真正的知识与技能，《黄帝内经》提出了"法于往古，验于来今"的教育观点，就是用前人总结整理长期实践经验而撰著的《针经》为教材，向受教育者传授系统的理论知识和医疗技术，然后再把从书本上所学的内容放到当前临床医疗的实际中去验证它的有效性，符合《素问·举痛论篇》所说："善言天者，必有验于人，善言古者，必有合于今"的原则也。

（4）问答教学。《黄帝内经》162篇中所讲述的内容，大多是以"一问一答"甚至是"再问再答"的"问答"方式进行教学。其所涉及的范围包括基础理论（含有关天文、地理、历法、时令等知识）、医疗原则、学习方法和病例讨论等。这种问答式教学，生动活泼，受教育者位于主动，符合"人本思想"和"因材施教",虽未尽善,然总比"先生讲,学生听""一人讲,百人听"的机械教学方法要好。

中医药学是我国民族优秀文化的组成部分,几千年前就形成了比较完整而系统的理论体系,树立了以人为本的思想,阐述了医学世界是一个统一的整体,而又"变动不居",体现了中国人的辩证思维方式。这个理论体系几千年来一直指导着中医药学的临床实践,保证了中华民族繁衍昌盛的同时,也受到了临床实践的严格检验,并在这个严格检验过程中得到了巩固和发展。

中医药学在这个理论体系指导下的辨证施治,无论是扶正以祛邪,或是祛邪以安正,都是调整人体机能,恢复其阴阳气血的平衡协调,使邪无以容留而愈病。这对于西医尚未查出病原体的一些疾病或虽查出病原体而用西医"对抗疗法"都"对抗不住"的一些疾病,就显得特别有优势。1955年石家庄市"流行性乙型脑炎"的治疗,2003年北京、广东"传染性非典型肺炎"的治疗,都凸显了中医药学的治疗优势。然"一叶障目,不见泰山",有些中国人的两只眼睛,却被"西方文化中心论"一叶所障,看不见民族传统中医药文化之作用,对广东运用中医药治疗传染性非典型肺炎的效果竟不屑一顾,拒绝参考。好在"兰生深山,不为无人而不芳",中医药学将以其独特疗效,屹立在世界医学之林!

（2004 年）

第二篇　学科发展建议类

正确对待民族传统医药学

我国民族传统医药学——中医药学，是一门具有数千年历史的古老的医学科学。它经验丰富，疗效确切，理论系统，文献充实，蕴藏着不可估量的科学内容，具有东方医学的特色。在世界一些古医学早已消亡的今天，它仍然屹立在世界东方，并以它自己的独特疗效和科学价值逐步走向世界，从而显示出了它的强大生命力。

然而由于近一百年来半封建半殖民地奴化思想的影响，使一些人思想深处潜伏着一种民族自卑的心理，看不起自己的民族文化，鄙视我国民族传统的中医药学，虽然新中国成立后得到了中央重视，制定了中医政策，创建了中医医疗、教学和科研机构，中医有了活动的舞台；1980年提出了"中医、西医、中西医结合这三支力量都要大力发展，长期并存"，中医药学有了独立发展的可能；1982年提出了"保持和发扬中医特色"，明确了中医药学发展的学术方向；1986年建立了国家中医管理局，使中医药学独立发展有了管理体制的保证；1988年组成国家中医药管理局，实行中医中药统一管理，为中医中药紧密结合、同步发展创造了有利条件，加之新中国成立后40多年来中医药学的社会实践，使一些人清楚地看到了中医药学的卓越疗效和强身保健的优胜作用，而改变过去认为"中医治病，是鸡叫天亮，鸡不叫天也亮"的错误看法。但是，由于半殖民地半封建奴化思想的影响在一些人头脑中没有彻底肃清，在承认中医药学确有疗效的同时，仍然认为中医药学"不科学"。某些科学家，一直声言中医药学是一种"经验医学，不是科学"。这些科学家，对待我国民族传统中医药学的态度本身，却是非常不科学的。中医药学来源于长期社会实践，除有丰富实际经验外，还有完整的理论体系，有正确的思维方法，这何以谓之"不是科学"？何以只是一种"经验医学"？诚然，中医药学产生于我国古代，由于我国古代社会历史条件的限制，它未能也不可能和现代科学结合，因而其理论术语仍保持了固有的面貌，而缺乏我们这个时代的时代特殊性，其学术也有不足之处，但是，绝不应该因此就得出结论说中医药学只是一种"经验医学，不是科学"。因为这种结论，是不符合唯物史观的。我们认为，应该说中医药学是一门古代科学，而不属于现代科学概念的科学，这才是对的。如果硬说古代科学都不是科学，只有现代科学是科学，那么，众所周知，现代科学是在 15 世纪以后西方出现了实验科学才有的。如此，对世界科学史的研究，就只能从 15 世纪以后的史实开始，而研究中国科学史，又只能从 1840 年鸦片战争以后帝国主义侵入中国时的史实开始。若然，则英国科技史学家李约瑟所写数十册《中国科学技术史》就是毫无科技史内容可言的一堆废纸。然又何以耗精费神地把它翻译成中国文字恰恰由"科学出版社"出版？显然，这种说中医药学"不是科学"的观点，实在是很不正确的。然而令人遗憾的是，正是这种很不正确的观点，却在一部分人中有着较大的市场。他们对中医药学始终抱着严重偏见，总认为中医药学"落后""不科学"。我们从不隐讳，中医药学产生于数千年前的我国古代，没有能够得到现代科学的阐释，缺乏现代科学的语言和特征，不易为人们所理解、所掌握、所利用，妨碍了中医药学对人类保健作用的充分发挥，且难以赶上时代的步伐，因而有必要在保证和提高中医药学疗效的原则下，运用现代科学的知识和手段，根据中医药学内部规律，对中医药学的理论知识和实际经验进行客观的认真研究，使其进入现代科学的营垒，促进中医药学的迅速发展。这是中医药学发展的正确方向，也是我们应该长期努力的目标。我们知道，发展中医药学的过程，既是保障我国人民健康、为四化建设服务的过程，也是提高我国人民民族自信心、培养我国人民民族自豪感的思想建设过程。因此，加快发展中医药事业的步伐，充分发挥中医药学的作用和优势，是体现民族感情和爱国主义的一个方面。有些人由于思想僵化，眼睛偏视，无法认识到这一点，也看不到中西医学各有所长，也各有所短，总认为"外国月亮也比中国月亮圆"，长期鄙薄民族传统医药学，40多年来一直不把中医放到与西医同等重要的地位上，对中医药学百般挑剔，多受限制，很少扶植，还一味地指责中医药学"落后""不科学"，直到近年还有人指责说："新中国成立40多年了，中医还是那么落后……"这里姑且不论新中国成立后40多年里中医有没有变化，即使中医毫无变化，算是"落后""不科学"，那么，只这一片指责声就能使它"先进"，变成"科学"？作为伟大中华民族的一分子，对历史造成民族文化中的不足之处，是应该站在一旁横加指责？抑或是应该积极地去帮助克服和提高？有些人在患病时要请中医治疗，但对中医药事业却不屑一顾和不愿支持，并仍怀着鄙视中医药的心理。数年前我和省里一位科技管理干部在火车上相遇，得知彼患糖尿病，就医于某中医老教授。交谈中，彼用指责中医的语调对我说："你中医治病不相信人家（西医）的，你自己要说一个道理来呀……"我即申述说："中医治病是有道理可讲的。"话音刚落，彼竟无礼地拿出只掌握一个风湿病秘方为人治病而根本不是中医的旧社会走江湖的人作为例子来说明中医"保守"和"落后"，未待我开口，彼连续重复两遍，迫使我不得不义正词严地大声指出："现在有些干部患病找中医治，但从不扶植中医药事业，如果他死了以后，他的儿子、孙子还要不要中医治病的……"结果双方都不愉快，也正表明了这些人对中医药学的极不正常态度。尤其令人愤慨的是，许多钱被一些人挥霍浪费或因各种"关系"而送了人情，甚至通过"转化程序"进入私囊，而在发展中医药学的事业上困难重重。中医药学现代化，必须通过现代科学手段才有可能，这

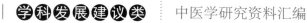

是一个普通的常识。没有适当的事业经费，缺乏必要的科研设备和先进手段，中医药学怎样"现代化"？巧媳妇实难做无米之炊！中医药学现代化是一项严肃的科学问题，不是"吹糖人"可以"一吹而就"，必须用科学态度来对待。它没有先进的科学手段和相应人才，只在一片指责声中是达不到现代化的，在一片高调声中也是达不到现代化的，在一片吹嘘声中仍然是达不到现代化的，在一片争夺声中还是达不到现代化的，靠弄虚作假、鱼目混珠同样是达不到现代化的。要实现中医药学真正现代化，人们必须转变观念，提高对继承发扬民族传统医药学在我国思想建设和医学科学发展方面的重要意义的认识，克服对中医药学的偏见，认真贯彻党的中医政策，根据中医药学自身规律和我国中医药事业发展的当前实际，分别情况，制订切实措施，增加投入，加强领导，端正方向，讲求实效，脚踏实地，一步一个脚印地前进，以保证中医药学和中医药事业得到真正发展，并逐渐走上现代化，从而促进世界科学的进步。这是我们这几代中华儿女一项光荣而艰巨的伟大任务！

（1991 年）

附：

中国人民政治协商会议湖北省委员会主席沈因洛同志的批文

少南同志：

您好！李教授为振兴中医药事业，奔走呼号，费尽了心机。我建议医卫生委员会就此建设，认真研究一次，形成建议案，正式送交政府办理。

如何？

　请酌！

沈因洛

1990 年 12 月 6 日

　　附：

中国人民政治协商会议湖北省委员会副主席林少南同志的批文

　同意因洛同志意见，请医卫生委员会抓紧办理。

林少南

1990 年 12 月 20 日

用唯物史观正确认识中医学科学发展史

　　此前报刊上发表过的某些文章认为，在古代，中国古医学和西方古医学都具有整体观，而在西方经过工业革命后，伽利略发明了显微镜、魏尔肖提出了"细胞说"等，逐渐建立起了"实验科学"，西方医学摒弃了其古医学的整体论思维，确立了以"还原论"为思想基础的分析方法，走上了近现代医学科学的道路。中国则依然保持以农为本的结构，医学则保持中国古医学的传统。从而认为西方医学是唯一科学，突飞猛进发展了，中国医学落后了，不科学了，或者说是经验医学了，"西医的科学水准就把中医越拉越远了"。这是对科技史研究的一种非历史唯物论的观点，它既不合乎中西医学发展的历史事实，也不合乎中西医学的当代现实。它是一种"环境决定论"，是一种"外因论"错误思想的反映。它没有揭露中西两种医学发展的历史本质。

　　中西医学发展的这种"环境决定论"，没有揭示事物的本质，没有揭示事物内部的矛盾运动，没有揭示事物发展的真正原因，因而它是不正确、不科学的。这种观点，导致了产生于农业社会的一切科学技术，比起工业社会产生的一切科学技术来百分之百都是落后的，而这样的结论，显然是十分荒谬的。例如2003年，广东、北京两地的中医治疗"传染性非典型肺炎"就收到了很好的疗效，现还有效地治疗"艾滋病"，还有不少现代大医院里被宣布"死刑"的病人，却被中医治好了。这些就是明显的例证。——

当然，这也不是说农业社会产生的一切科学技术都比工业社会产生的科学技术要先进，这是要具体问题具体分析的。

我们知道，"唯物辩证法的宇宙观主张从事物的内部，从一事物对他事物的关系去研究事物发展，即把事物的发展看作事物内部的、必然的、自己的运动，而每个事物的运动都和它的周围其他事物互相联系着和互相影响着。事物发展的根本原因，不是在事物的外部而是在事物的内部，在于事物内部的矛盾性。任何事物内部都有这种矛盾性，因此引起了事物的运动和发展，事物内部的这种矛盾性是事物发展的根本原因，一事物和他事物的互相联系和互相影响则是事物发展的第二位的原因。"（引自《矛盾论》）西方近现代医学科学的出现，并不是西方古医学的延续和发展。西方古医学早在 16 世纪就已断裂而消亡了。恩格斯在《自然辩证法》一书中指出："一个民族想要站在科学的最高峰，一刻也不能没有理论思维。"表明理论在科学发展中的重要性。它能够指导人们从事理性的实践。毛泽东引斯大林的话说："不以革命理论为指南的实践是盲目的实践。"（见《实践论》注 10）斯大林这虽是说的社会科学，但也同样适用于自然科学。因而西方古医学虽有整体论思维，但缺乏完整的医学理论体系，无以指导具体的医学实践，长期陷入医疗实践的盲目活动中，这就使西方古医学内部具有了矛盾性。由于这种内部矛盾运动的发展，西方古医学迫切需要改变其现状，而工业社会发展起来的实验科学，就为西方古医学改变现状准备了必要条件，西方医学不得不彻底抛弃了古医学的整体观，而进入近现代的形而上学分析科学的轨道。400 多年来，它得到了充足的发展，但在医学领域里也取消了人文关怀，医务人员变成了仪器的奴隶，竟丧失了应有的主观能动作用，体现了西方医学科学文化的特征。中国古医学在长期农业社会里，在"地大物博、人口众多、历史悠久"的环境里，在具有创造和积累直接经验的优胜条件下，通过劳动实践，产生和积累了极为丰富的直接经验，并通过大量经验的总结整理，从而创造了以阴阳五行、脏腑经络、营卫血气、精、神、津液、五官九窍、七情六淫、皮毛筋骨和药物的四气五味、升降浮沉以及组方的君臣佐使等理论为内容而具有辩证思维和整体观念的分析方法，出现了中医药学理论体系以及丰富多彩的治疗方法。这个理论体系一经形成，就在几千年来的社会历史发展过程中，一直指导临床医疗的实践，随着时间的推移和医疗实践的发展，不断地取得了新经验，创造了新理论，丰富和发展了中国医学科学，至19世纪中期产生了专治急性热病的"温病学派"，大大推动了中国医学科学的前进，中国医学虽仍然保持着古医学的传统形态，但它的医学科学内容正在与西方近现代医学科学并驾齐驱。中医药学是以自己东方文化的面貌，从另一个知识体系中在丰富、在发展、在前进。在中医药文化领域里，其民族自卑感应该是没有容身之地的，因为它的产生是没有根据的。时间是检验真理的标准。中医不仅在治疗慢性病、疑难病、老年性疾病以及一时检查不出病原的疾病等方面有其优势所在，而且在治疗急性传染性疾病方面亦有不可忽视的作用和确切的治疗效果。20世纪初，香港流行鼠疫和天花，病人多选择了中医治疗，连港英当局通过调查后也不得不承认中医治疗的优势；1955年，石家庄中医治疗"流行性乙型脑炎"；20世纪80年代，江苏、江西中医治疗"出血热"，都取得了很好的效果；尤其2003年上半年，北京地区发生的"传染性非典型肺炎"，死亡率百分之十点几，居高不下，中医治疗介入后，其死亡率立即降了下来，凸现了中医对"非典"的治疗优势，得到了世界卫生组织官员的认可。这就有力地证明了中国医学的科学性和其强大生命力。

在西方工业社会实验科学的基础上形成和发展起来的以"还原论"为思想指导的西医学理论体系，在中国农业社会医疗实践的基础上形成和发展起来的以"整体论"为思想指导的中医学理论体系，它们二者的哲学基础、理论体系、医学形态虽然不同，但都是研究人的生、老、病、死的医学科学，其内部的矛盾运动和外部的环境条件影响不同，决定了东西方医学的差异性，并没有妨碍他们研究人体知识的系统性而成为医学科学的现实。

我国现实存在的中、西两种医学，是在东、西方两种文化背景下发展起来的，具有不同质的各自的优势和特点。一个国家有两种医学存在，总比只有一种医学要好，这种中、西医学的二元并存局面，可以给人们的医疗保健事业提供选择。这正是我们国家在医药卫生方面的一个优势所在。

然而，"西方文化中心论"者，将西方医学奉为唯一科学，奉为绝对真理，并以此为标准以评判世界医学科学的是非，力图对世界一切科学文化进行垄断，严重阻滞了世界科学文化多样性的发展。事实上，世界各个民族在不同社会历史条件下创造的各自文化，正体现着国际社会大家庭"万紫千红"的文化景观，通过相互交流，吸取与自己有益的其他民族文化充实自己，必将促进世界文明的进步！但西方文化中心论者，抱着"西方文化霸权主义"不放，偏要它"一花独放"而否认世界文化的多样性，破坏"万紫千红的文化景观"。利用它拥有的经济实力和掌握的先进信息技术，为自己的文化不遗余力地向第三世界渗透，极力要吞噬第三世界文化，对我国文化进行分化、西化。一些醉心于西方文化的中国人，在"中医落后论"和"中医不科学论"的思想支配下，紧密配合西方文化霸权主义，极力消灭或取代中国的医学科学，一方面在"现代化"的口号下，从医疗实践中力主西医药取代中医药，另一方面在"没有随机""没有对照"的借口下，阻止中医药参与治疗传染性非典型肺炎，进而污蔑中医为"伪科学"而胡说中医"把名演员陈晓旭害死了"，上演了一出"取消中医签名运动"的闹剧，上演了一出反对中医药文化的"中外小合唱"。这些人为了崇洋媚外，不惜出卖灵魂，无中生有，造谣污蔑，毁典灭祖（有甚于"数典忘祖"）。殊不知有五千多年发展史的中国医学科学具有无限生命力。

（2007 年）

切实把握真正中医药学及其正确发展

　　根据辩证唯物论的认识论观点："一切真知都是从直接经验发源的"（《毛泽东选集》）。中国历史悠久，地大物博，人口众多，这就为创造和积累直接经验准备了有利条件。我国先人就是在这种条件下，通过与疾病的长期斗争和长期生活实践，积累了大量的直接经验。至春秋战国时期，古代医学家们通过对大量实际经验的总结，创造了比较系统的中医药学理论体系，产生了一部划时代的医学巨著——《黄帝内经》，从而奠定了我国医学发展的牢靠基础和今后的发展方向。

　　中医药学在我国社会的长期发展中，保证了中华民族的繁衍和昌盛，同时也受到了长期临床实践的严格检验，并在这个严格检验的过程中，得到了巩固和发展。它有着比较完整的理论体系，有着丰富多彩的医疗方法和经验，疗效可靠，确是一个"伟大的宝库"。中医药学有着明显的东方医学的特色，是我们祖先遗留下来的一份宝贵文化遗产，是我们中华民族的瑰宝。

　　中医药学理论体系以我国古代朴素辩证法为哲学基础，阐述了医学世界是一个统一的整体，并且是"变动不居"且在不断发展变化的。正是基于"医学世界的统一性和变动性"这一理论思维，使中医药学的临床医疗工作摆脱了"刻舟求剑""守株待兔""砍倒树捉八哥"的形而上学的羁绊，而变得生动活泼、充满生机。"病万变药亦万变"（见《吕氏春秋·慎大览·察今》），从而构成了中医药学辨证施治的特色，并使中医药学理论紧紧依赖于临床医疗实践，医疗上确立了"唯变所适"的治疗原则，构成了中医药学与其他西方医学的质的区别。故历数千年而未衰，近百年来虽经数次摧残，然至今仍然屹立在世界东方，正体现了中医药的科学价值和强大的生命力。

中国在长期社会发展中，创造和积累了大量的有关医事的直接经验，从而留下了"出则汗牛马，入则充栋宇"的非常丰富的中医药学典籍。引用《毛泽东选集》的话："一切真知都是从直接经验发源的，但人不能事事依靠直接经验，事实上多数的知识都是间接经验的东西，这就是一切古代的和外域的知识。这些知识在古人、在外人都是直接经验的东西……"表明了中医药学各种典籍，记载了中医药学的丰富经验和理论知识，是古人和他人的直接经验。在我虽为间接经验，但毕竟是人类经验，先学之再加以实践验证之，使之变为自己的东西，成为自己的直接经验，成为自己的真正知识。

宋代史崧在《灵枢·经叙》中说："夫为医者，在读医书耳。读而不能为医者有矣，未有不读而能为医者也。不读医书，又非世业，杀人尤毒于梃刃。"欲为医者，除存"治病救人"之志外，必须认真熟究中医药学各家典籍，力求掌握较多的古代医学家的知识和经验，以便为自己在这一领域占有份额，为临床处理疾病打下坚实牢固的基础，坚持理论对实践的依赖关系，坚持理论与实践的统一。要做到这一点，除认真学习《实践论》《矛盾论》，树立辩证唯物主义和历史唯物主义的正确观点，以武装自己的思想外，还必须首先学好中医药学经典著作。常言说："察往以知来，博古而通今。"《黄帝内经》包括今世流传的《素问》和《灵枢经》二书。它是我国医学家长期实践经验的总结，是中医药学的理论基础，数千年来指导着中医药学的医疗实践，规划着我国医学的发展方向，并记载着丰富多彩的中医治病方法。依据辩证唯物主义的观点，没有理论的实践，是盲目的实践。学好《黄帝内经》的内容，就能够站在理论的高度认识实践，把握未来，并从医学理论和读书方法上为阅读中医药学各种典籍奠定基础。《伤寒论》和《金匮要略》二书，本是东汉张仲景撰著的《伤寒杂病论》书的两个部分，在流传过程中逐渐成为二书的。它突出地体现了中医药学的辨证施治思想体系，比较系统地论述了临床医疗工作中的辨证施治，要求治病必须"随证治之"，做到"病万变药亦万变"，给人们医疗工作以正确的思维方法。为了正确有效地继承发扬中医药学，应当学好中医药学经典著作，以利于对中医学术的正确掌握和准确利用。然中医药学经典著作的成书年代都较早，距今已有 1700 ~ 1800 年甚至 2000 多年的时间，随着社会的发展，书中不少文字的义训也发生了很大变化，用文字的今义以释其古义，显然是不大通的，而且在其长期流传过程中，亥豕鲁鱼者有之，脱落错简者有之，这就需要一定的阅读古书的方法，需要在中医药学基本理论和实际经验的基础上，运用训诂学和校勘方法甚至还有古文字学、方言学，以及历史学等求得解决。否则，理论不通，证候谬误，何以辨证而施治？这里仅举三例以示之，如《素问·通评虚实论》说："乳子而病热，脉悬小者何如……""乳子卒中，热，喘鸣肩息者，脉何如？岐伯曰：喘鸣肩息者，脉实大也，缓则生，急则死。"其"乳子"一词，有释为"婴儿"者，有释为"妇人哺乳期"者，皆未是。婴儿生病的诊法，只有"望络诊"，没有"切脉诊"。此言"脉悬小""脉实大"，与婴儿何与？至于释为所谓"哺乳期"，其时间可长可短，不确切。

《说文·乙部》说："乳，人及鸟生子曰乳，兽曰产。"《史记·扁鹊仓公列传》说："菑川王美人怀子而不乳。"司马贞索隐："乳，生也。"是"乳子"，即"产妇"也。再如《伤寒论·辨太阳病脉证并治中篇》说："衄家，不可发汗，汗出必额上陷脉紧急，直视不能眴，不得眠。"此"额上陷脉紧急"，本谓"额角部陷中之脉紧急"，却被人们读为"额上陷，脉紧急"，而成了"额部下陷，寸口脉紧急"。试问谁在临床上见过，一个好流鼻血的人有表证，只一发汗就会出现"额骨塌陷"。又例如《金匮要略·五脏风寒积聚病脉证并治》曰"问曰：三焦竭部，上焦竭善噫，何谓也？师曰：上焦受中焦，气未和，不能消谷，故能噫耳；下焦竭，即遗溺失便，其气不和，不能自禁止，不须治，久则愈。"此文三个"竭"字，皆当读为"遏"，即正气阻遏，气机失常，在上焦则噫气，在下焦则遗溺失便，一旦正气和调流畅，气机复常，则其病即愈。如以"尽"字释此"竭"义，则于医理不通矣。

上述中医药学的几部经典著作，一直指导了中医药学的医疗实践，并促使中医学术代有发展，是每个修习中医者的必读之书。但其又都是1700多年前的经验，因而，还应当学习其后的各家医药典籍，以补充后世发展的经验知识。这些经验知识，也跨越有1700多年之久，故其各种典籍，由于其成书年代不同，地区有别，还有作者的经验知识及其思想方法的差异，学术思想不可能完全一致，甚至还会出现相左之处。如此，何所适从？这似乎可用下列方法取舍之：①依据辩证唯物论的观点，"实践是检验真理的唯一标准"。把各典籍中不相一致的问题，放到医疗实践中去进行临床验证，以考察其是非。合乎实践者是，不合乎实践者非，两者皆合乎实践则兼收并蓄之，两者皆不合乎实践则根据"人不能事事依靠直接经验"的规律而予以保留，其明显属于糟粕者则扬弃之。②一定历史时期内的文化艺术（包括语言文学），有一定历史时期的特点。把不相一致的问题放在其典籍各自成书的特定时代去分别考察，以求解决。

常言说："群言淆乱衷于圣。"各种典籍，都是其作者在《黄帝内经·素问》《灵枢经》《伤寒论》《金匮要略》和《神农本草经》等中医药学经典著作的指导下，通过自己的长期实践而总结其实际经验撰著的。在典籍中如遇有不相一致的问题，就放到中医药学经典著作中去加以考察，合于经典著作学术思想者则是，悖于经典著作学术思想者则非。

俗话说："久读王叔和，不如临证多""没有实践的理论，是空洞的理论"。因此，学习中医药学各种典籍，必须与临床医疗实际紧密结合，勇于实践，反复实践，努力把古人的经验知识变为自己的东西，做到学、验俱丰，不盗名，不窃誉，不剽窃别人成就，不占有他人果实，依靠自己辛勤劳动，掌握知识，结出硕果，使自己成为一个名副其实的真正的中医，并在继承发扬中医药学的道路上有所前进，为中医药学这个"伟大的宝库"再添几块砖，再加几块瓦，进一步促进中医学术的发展。切忌自暴自弃，人云亦云。

在继承发扬中医药学过程中，要努力挖掘这一"宝库"中的丰富宝藏，充分发挥中医药的传统优势，还应积极吸取现代科学技术的成果，借助现代一切检查手段，来延伸我们感觉器官的作用，扩展中医药学的"四诊"，以认识人体深层的病理变化，并在实践中逐渐积累起大量资料，坚持在"不被别人已有的结论牵着鼻子走"的原则下，积极进行中医药学的创造性劳动，用中医药学理论体系为思想指导，对占有资料进行认真细致的研究分析，找出新的规律，把它纳入辨证施治的轨道上去，从而发展中医药学的辨证施治。在这个过程中，要吸取以往的教训，防止西化倾向，坚持保证和提高中医药学疗效的原则，注意不要丢了自己的优势和特色，不要丢掉了自己的活的灵魂。应该记住，数十年的经验证明：废医存药、中医西医化是取消传统医学、危害民族文化、害人害己，是绝对没有出路的。

（2000 年）

灵魂不能丢，优势要发扬

——论中医学辨证论治体系

　　我们的祖先通过数千年的生活实践和辛勤劳动，创造了伟大的祖国医学。这个医学，具有浓郁的东方特色，含有精深博大的辩证法科学。这份非常宝贵的文化遗产至今仍有强大的生命活力，我们必须予以继承、整理，并使之发扬光大。

　　我们的祖先为了生存，为了保持健康，在开始掌握劳动技能、有目的地进行生产活动之时，便伴随产生了原始的医疗活动。在长期的临床实践和医疗活动中，他们对医学现象或医学对象进行了缜密细致的观察；通过亿万次医疗经验的积累，发现了病人的每一临床现象都不是孤立存在的，而是与其他各种临床现象有密切的联系的，并且每一临床现象又都有着这种或那种的不同性质，其解除的方法也并不一样。因此，他们认识到：人体的各种疾病，都是由不同致病因素侵害人体的不同部位；在疾病发生和发展的各个阶段，人体发生着各种不同的病理变化。因此，必须针对具体问题进行具体分析，即根据不同疾病发展的不同过程分别给予不同的处理。他们将这种认识深化以后，在当时的哲学思想指导下，经过精炼提升，逐步把各种疾病发生发展的普遍规律抽象和概括了出来，创造性地确立了我国所特有的阴阳五行、脏腑经络、营卫气血以及六淫七情等一整套医学基本理论，从而为中医临床"辨证施治"奠定了牢固的基础。

什么是辨证施治呢？就是在中医学基本理论的指导下，根据病人的临床表现辨别其病症的性质（病机），并依据辨别出来的病机确立治疗方法。这既是中医学的特点，也是其精髓，是其灵魂。中医学认为，人体发病，都有一定的内在因素和外在因素；而发病后人体所表现出来的所有临床现象都不是孤立的，而是与其他临床表现有着密切的内在联系的，每一临床证象都不是彼此隔绝、互不关联的，而是互相联结贯穿的，各种临床症状的出现，也不是杂乱无章的，而是一个有其发生、发展内在规律的统一体。因此，临床上的"施治"，必须"辨证"，而"辨证"则又必须在中医学的基本理论指导下进行。这就是中医学所讲的整体观念，里面含有非常宝贵的辩证法思想。

根据辩证唯物论的认识论，人们对于客观事物的认识，总是由低级到高级，由感性认识上升到理性认识。感性认识只是人们对事物表面现象的认识，并不能直接揭示和引导人们把握事物的本质，了解事物内部的运动规律。只有人们运用正确的思维方法，通过对事物各方面反映的现象加以分析归纳和综合研究之后，使感性认识上升到理性认识，才能认识事物的本质，真正掌握客观事物运动及其变化的规律。中医学在临床活动中，运用望、闻、问、切"四诊"方法，全面搜集和掌握有关疾病的各种情况，然后以中医学基本理论为指导，对占有资料进行细致的研究分析，找出疾病的本质，并据此确立其治疗疾病的方针。例如，在临床医疗活动中，当收集到头痛、项强、发热、恶风、汗出、脉浮缓等证象时，并不能理解它是一个什么病证，也不了解它的发生原因，只有当我们把它用中医学的理论认真思考，并加以整理、研究之后，我们对它具有了理性认识，才会懂得这是"卒中病"，是风邪中于人体太阳经，使太阳经所总统的营卫二气不相和谐的"表虚证"，才能判别它和伤寒病的头痛、项强、发热、恶寒、无汗而喘、脉浮紧的所谓"表实证"的麻黄汤方的证治不同。

　　唯物辩证法告诉我们，矛盾普遍存在于事物发展的一切过程中，又贯穿于一切过程的始终，善于抓住主要矛盾，是解决问题的关键。中医学的辨证施治，就是将一切有关的临床资料进行分析研究，并找出和解决疾病主要矛盾的过程。《伤寒论·太阳病篇》第 177 条："伤寒，脉结代，心动悸，炙甘草汤主之。"在临床上，疾病所表现出来的证象除了脉结代、心动悸外，可能还会伴有头昏、目眩、失眠、多梦以及面色㿠白、肢体无力等证象，但只有心脏真气虚的脉结代、心动悸是主证，是其主要矛盾，所以用炙甘草汤的方法补中焦之汁以资益真气而解除其主要矛盾，其他相关证象的次要矛盾也就迎刃而解了。

　　表证可以入里，里证可以出表。疾病在发展过程中，总是按照其病变规律在不断地发展或传变。而疾病在其传变或转化时，往往会出现"质"的飞跃，具有了不同质的改变。因此，在临床工作中，就要随时根据疾病发展或变化了的新情况，采取相应的新的治疗方法。《伤寒论·太阳病篇》第 51 条："脉浮者，病在表，可发汗，宜麻黄汤。"（按《伤寒论》的一般读法，本条当寓有头疼、体痛、发热、恶寒、无汗、脉紧等证象在内）。同篇第 92 条："病发热头痛，脉反沉，若不差，身体疼痛，当救其里，宜四逆汤。"前者"脉浮"是伤寒病的太阳表证，用麻黄汤发表泄卫以散寒；后者"脉反沉"，是其病已伏少阴之机，是伤寒病的太阳表证正向少阴里证转化，用四逆汤温里助阳以驱寒。

　　正虚容易受邪，邪伤必定虚正。一个人患病，即是有邪气的存在，同时也有正气的虚弱。在临床治疗中，必须依据疾病的症状表现进行分析，找出疾病的主要的矛盾方面，即辨别出其病是偏于邪气之盛，抑或偏于正气之衰，从而确定攻邪抑或补正的治疗方法。《伤寒论·霍乱病篇》第 386 条："霍乱，头痛，发热，身疼痛，热多欲饮水者，五苓散主之；寒多不用水者，理中丸主之。"二者都是湿邪混乱于中焦，中焦之气挥霍缭乱所使然。但前者"欲饮水"，标志着其病主要的矛盾方面在外邪偏盛，用五苓散宣阳化气、驱除外邪；后者"不用水，标志着其病主要的矛盾方面在正（阳）气偏虚，用理中丸温阳助正、调理中气。——攻邪即所以匡正，补正即所以驱邪，邪去则正自复，正复则邪自去，攻也，补也，一而二，二而一也。

《伤寒论·辨太阳病篇》第 152 条："太阳卒中，下利呕逆，表解者，乃可攻之。其人漐漐汗出，发作有时，头痛、心下痞硬满，引胁下痛，干呕，短气，汗出不恶寒者，此表解里未和也，十枣汤主之。"这表明了十枣汤方的主治证，是太阳卒中、下利呕逆、漐漐汗出、头痛、心下痞硬满、引胁下痛、干呕、短气等证，但《金匮要略·水气病篇》第 11 条所载"夫水病人目下有卧蚕，面目鲜泽，脉伏；其人消渴，病水腹大，小便不利，其脉沉绝者，有水，可下之"之证，同样适于用十枣汤方治疗。因为二者总的发病机制都是水邪蓄积体内，三焦受到阻隔，所以都可以用十枣汤方峻攻蓄水为其主治，尽管二者的病证表现不同。

在《金匮要略》一书中，《血痹虚劳病篇》第 15 条说："虚劳腰痛，少腹拘急，小便不利者，八味肾气丸主之。"《消渴小便利淋病篇》第 4 条说："男子消渴，小便反多，以饮一斗，小便一斗，肾气丸主之。"二者虽属两种不同的疾病，且小便症状一是"不利"，一是"反多"，但它们的本质却是一个，在发病原因上都是房劳伤肾，在病理机制上都是肾气虚弱，所以都可以用肾气丸方滋阴补阳以蒸化肾气。应该知道，病人的临床症状，只是疾病的现象，而非疾病的本质；一个临床医学工作者，在医疗活动中，只认识到疾病的外在现象，而不深入探究并抓住疾病的本质，是不能真正认识疾病和战胜疾病的。

我们知道，每一疾病在其发展过程的每一阶段，都有各自的一定特点；而许多疾病在其发展的过程中，时常又具有同一的病理机制。因此，在临床工作中，对于一个疾病发展的全部过程不能限于采用单一方法治疗，而对于许多疾病发展至病理机制上同一的某一过程又都可以采用同一的治疗方法；换言之，一个治疗方法，不适用于一个疾病发展的全部过程，如麻黄汤方只适用于伤寒病太阳表证，不适用于伤寒病的少阴里证；而一个治疗方法，却又可以适用于许多疾病发展同一病理机制时的某一过程，如真武汤方既适用于伤寒病中的肾阳虚弱不能制水，又适用于水气病中的肾阳虚弱不能制水。这就是中医学"同病异治""异病同治"的客观基础。

众所周知，疾病的发展和变化，是不以人们的意志为转移，而是按照自己的发展规律而变化的。因此，我们绝不应该也绝不可能以一种方法套定一个病、一病固定一方地去解决实际问题。中医学的基本理论，就是对各种疾病的普遍规律的总结。掌握了它，就能很好地在临床上辨证施治，就能在辨证施治中正确地认识疾病，从而战胜疾病。

理论是重要的，因为它能够指导行动。没有一定的医学理论，就不可能很好地进行正确的医疗活动。例如：在临床上，当病人出现腰以下肿、身重、心悸、小便不利而尿色清白、手足不温、六脉沉迟、舌苔薄白而润等证象时，不以中医学理论为指导，对中医工作者来说，就无法认识这个病证的性质，更无法确定正确的治疗方法。因为在病人身上反映出来的各种证象，不可能与书本上的记载完全相似，只照搬条文是不能解决问题的。然而，只要我们对这个病证运用中医学的理论知识，就完全可以了解这个病证是肾阳虚弱，不能约制寒水而水邪泛滥的水气病，并用真武汤方温阳行水来治疗。

依据辩证唯物论观点，实践是理论的泉源，又是检验理论正确与否的唯一标准。中医学的理论，是长期医疗实践经验的积累，又经受过无数次医疗实践的严格检验，并在这个严格检验的过程中得到了巩固和发展。因而它有着科学的内涵，它在临床实践中具有高度的指导价值。我们有了它，在医疗活动中就能心中有数、方略有术，而且可以左右逢源；我们偏离或对其不甚了了，在临床上就会陷入困惑和茫然不知所措之中。

世界上一切事物都不是静止的，而是"变动不居"的，人体的疾病亦然，任何疾病都是不断变化、不断发展的，而任何疾病在其变化发展过程中的每一阶段又都有自己的本质特征和实际内容，因此，疾病治疗必须是"病万变药亦万变"，才能符合疾病发展的实际，才能适应治疗的需要。守株待兔、刻舟求剑的思维方法是非常错误的。现在有些人主张"辨病施治"，要以西医学的疾病套上中医的一个或几个方，企图以西医的"辨病"来代替中医学的"辨证"，从而否定中医学理论。说什么"辨病施治，把祖国医学的辨证施治提高到一个新的水平"，什么"辨证施治到辨病施治，是我国医学发展的必须规律"。这是一种非常荒谬的错误论调，是余云岫"废医存药"的翻版，是民族虚无主义在当前形势下的新表现。它只能给人民的健康事业带来危害，给中医学发展设置障碍，除此之外，别无其他。在日本出现用小柴胡汤治病的案例，竟死了几个人，就是不辨证施治的结果，这是一个严重的教训。

（2000 年）

发扬中医药学特色和优势，提高民族自信心和自豪感

毛泽东主席在《新民主主义论》一文中指出："中国的长期封建社会中，创造了灿烂的古代文化。清理古代文化的发展过程，剔除其封建性的糟粕，吸收其民主性的精华，是发展民族新文化，提高民族自信心的必要条件。"江泽民总书记在庆祝中华人民共和国成立四十周年大会上的讲话中提出："要积极吸收我国历史文化和外国文化中的一切优秀成果，坚决摒弃一切封建的、资本主义的文化糟粕和精神垃圾。当前在这个问题上，要特别注意反对那种全盘否定中国传统文化的民族虚无主义和崇洋媚外思想。"因而我们今天有必要提高对我国民族传统医药学"中医药学"的认识，以便消除人们对它的偏见，从而采取积极态度和正确、得力的实际有效措施，对它加以认真地继承，并进而发扬光大。

辩证唯物主义的认识论告诉我们："实践的观点是辩证唯物论的认识论之第一的和基本的观点""一切真知都是从直接经验发源的"。我国历史悠久，地大物博，人口众多，为我国人民的社会实践创造经验和积累经验，准备了优越无比的条件。我们伟大民族的一份宝贵财富——"中医药学"，就是在这个条件下产生和发展起来的。

早在原始社会里，先民们在生活生产活动中，为了保持健康，战胜疾

病，在长期实践的基础上创造了"砭石疗法""灸焫疗法""药物疗法"，以及"按摩""导引"和"气功"。在商代甲骨文里，开始用文字记载了"首疾""目疾""齿龋"和"蛊疾"等疾病，并记述了"治疗疾病"的情况。"殷"字的甲骨文，就是表明"医生手持针具为一大腹病人进行针刺治疗"的形状；《诗经》记载了"苤苢"（车前）、"蝱"（贝母）、"堇"（乌头）、"蓷"（益母草）、"女萝"（菟丝）、"苓"（甘草）、"卷耳"（苍耳）、"茹芦"（茜草）、"果蠃"（括楼）、"蕑"（兰）、"茨"（蒺藜）、"苕"（凌霄花）、"茑"（寄生）、"蕍"（泽泻）、"杞"（枸杞）、"伊威"（鼠妇）、"勺药"、"青蒿"、"桑"和"艾"等数十种药物名称和"瘧"（疟疾）、"噎"、"痛"、"狂"、"瘁"、"疷"等疾病；《周易》记述了"眇"、"跛"、"夭"（伤额）、"劓"（伤鼻）、"折肱"、"疑疾"、"夷于左股"（伤左腿），以及"女性不孕"和"妇孕不育"等疾病，并指出了某些病"勿药有喜"，不治而自愈；《尚书·说命上篇》提出了治疗上"药弗瞑眩，厥疾不瘳"的论点；《春秋左氏传》记载了人体发病的"六气病因说"等。表明了我们古代医疗实践经验的逐渐积累和对其认识的逐渐提高。

《实践论》一文曾经强调指出："人类的生产活动是最基本的实践活动，是决定其他一切活动的东西。"我国历史发展到春秋时代，由于铸铁的出现，使我国古代农业、手工业和冶炼技术得到了巨大的发展，从而促进了我国古代各门自然科学的进步，医学也以前所未有的速度发展到一个新的阶段，因而战国后期就有了《黄帝内经》这一划时代的伟大医学巨著的问世。

《黄帝内经》一书，是我国古代医学家，在当时粗疏解剖的基础上，将其以前长期积累的医疗经验和生活经验以及零星的理论知识，以当时先进哲学思想为指导加以总结、提高、升华，创造了中医药学系统理论，并记录了"九针""艾灸""药物""汤液""药酒""按摩""导引""行气""必齐""砭石""燔针""药熨""火粹""膏涂""洗浴""腹部放水""束扎肢端""手术摘除",以及"截肢"等治病方法,为中医药学以后的发展奠定了牢靠的基础。

上述情况表明,中医药学是我国古代劳动人民在长期与疾病做斗争中创造出来的,是我国古代劳动人民长期和疾病做斗争的经验总结。它包含着我国人民与疾病做斗争的丰富经验和理论知识,具备比较完备、系统而独立的理论体系,内容丰富多彩,是一个"伟大的宝库"。

中医药学几千年来,保证了我国民族的繁衍和昌盛。它在我国社会发展的漫长过程中,受到了医疗实践严格检验,并在这个严格检验过程中,得到了巩固、丰富和完善。它总是随着时代的前进,吸取时代的养料,一步一步地把自己推向一个新的高度。它是在我国民族的临床医疗实践中创造和发展起来的,因而完全符合我国民族医疗的实际。同时,它在1000多年以前也开始走出国门,为世界其他一些国家的人们的健康服务,并不断对世界一些国家民族中符合中医药学需要的有关医药学内容加以吸收消化,从而充实了自己。这表明中医药学从来就具有不断发展和开放的性质。

1990年2月,卫生部前部长崔月犁同志,在日本东京举行的"中国中医研究与日本津村株式会社中医药合作研究十周年学术会议"上所做的题为《促进中医药学的国际交流与合作》演讲中说:"中医药学作为一门科学,具有独特而完整的理论体系和丰富的实践经验,在防治疾病过程中具有许多独具特色的优点和长处。中医药疗效可靠,适应证广泛,对于某些西医药目前还缺乏有效疗法的疑难疾病及高龄化社会带来的老年病等,在防治上有很大的优势。中药大多是天然动植物产品,没有或很少有毒副作用,并且能减轻或消除某些化学药物所产生的毒副作用,不少中药还具有提高机体免疫功能和保健强身、延缓衰老的作用。中医药学防治疾病的方法丰富多彩,除药物疗法外,还有针灸、推拿按摩、气功等非药物疗法,其特点是通过调动人体固有的自我修复能力治愈疾病，在医疗、康复、保健、预防等方面具有许多优越性。""……中国医药学不仅丰富了人类保健事业的手段，而且在更高的层次上提出了关于人类健康的新思维，开拓了人类生命科学的新领域。"这就阐明了中医药学科学的内涵。

（1990 年）

中医中药不可分割

中医药学是伟大中华民族的一份宝贵财富，它有着悠久的历史，对中华民族的繁衍昌盛做出了巨大贡献。现在它正以自己的医疗效果和科学价值走向世界，我们必须把它发扬光大。

中华人民共和国成立后，中央虽然把"团结中西医"作为我国卫生工作四大方针之一，但卫生部门在相当一段时间内没有把中医摆在和西医同等重要的地位，使中医药的发展屡受波折，未能取得应有的成就，导致了中医中药的严重脱节和中医中药后继乏人、后继乏术的严重局面，且以中药为甚。祖国的这一宝贵财富受到了巨大的损害，出现了中药品种奇缺、质量低劣、伪药充斥、医疗水平下降、效果欠佳的情况。近来中央有鉴于斯，在决定改变中医从属地位、让中医独立发展的基础上，又决定成立了"国家中医药管理局"，以统一管理中医、中药事业，改变中医、中药的脱节状况，使其二者密切配合，互相促进，同步发展。这无疑将对我国中医药事业产生积极的影响。然而，遗憾的是，现在却有人说"中药、西药没有区别"。如果中药、西药真的没有区别，那么，试问：在我们日常生活中何以有"中药""西药"之称？在我国医药行业里又何以有"药材公司""医药公司"之分？这是客观存在的事实。谁都知道，中药多是稍事加工的天然药物，而西药则是化学制品，何谓"没有区别"？无论从其形态、生产、保管、调剂以及理论等方面二者都是不同的。况且从学术上讲，中药的使用，是在中医理论体系指导下，才能发挥其较好效用；而西药的使用，是在西医理论体系指导下，才能发挥其较好效用。换言之，在中医理论体系指导下用以治病的药物，叫作中药；在西医理论体系指导下用以治病的药物，叫作西药。二者有着明显的区别。然而在中央决定把中医、中药实行统一管理的时候，制造出"中药、西药没有区别论"，以支持某些人为了本部门利益，无视中医药事业发展和人民保健的需要，把中药的教育、研究、经营机构并入西药机构内，对我国统一管理中医、中药造成了障碍，干扰了中央决策的顺利实行，这是非常有害的，应该迅速予以纠正。并尽快理顺地方的中医药管理体制，为中医药事业的发展和走向世界奠定良好基础。

（1989 年）

中医药文化的七十五年

在 1840 年的鸦片战争，世界列强用坚船利炮轰开了中国的大门，殖民主义势力涌进了中国。他们对中国人民进行残酷的政治压迫、经济掠夺和文化侵略，使中国沦为半殖民地半封建社会，人们陷入了贫穷落后、受欺凌、受奴役、受屈辱的境地。在殖民主义者奴化教育思想的影响下，人们产生了严重的民族自卑感。然一部分青年新文化派，为了拯国家于垂危，解民族于倒悬，在 1919 年 5 月 4 日掀起了一个声势浩大的反帝反封建的新文化运动。唯惜当时没有辩证唯物主义和历史唯物主义作为思想指导，缺乏分析方法与分析能力。在"打倒孔家店"口号下，他们不曾将传统文化中道德实践、政治制度等具体载体与种种文化载体之内所蕴含的一般价值作一区分，不能将文化的阶级性与民族性、具体性与一般性、实用性与学术性作一区分，而是一股脑儿地将传统文化等同于封建糟粕加以全盘否定。既清除了我国封建垃圾，同时也否定了中华民族优秀的传统文化。之后，以顾颉刚为代表的"疑古派"，由于对中国历史文化缺乏必要的"敬意"，同时又混淆了"辨伪书"和"辨伪史"之间的界限，过多地运用了"默证"的方法，也就使古史辨运动在某些方面不免"疑古"过勇，以致完全否定了古史"传说"的可靠性，一度造成了中国上古文化的空白。

同时，胡适发起的整理国故运动，则一概奉西方文化为圭臬，具有明显的"西方中心论"思想。胡适是美国实用主义哲学家杜威的学生，受西方文化思想影响颇深，故在整理国故运动中，一切以西方为准绳，对中国传统文化做出了过多的否定。胡适曾经声明："我之所以要整理国故，只是要人明白这些东西原来'也不过如此'！本来'不过如此'，我所以还他一个'不过如此'。这叫作'化神奇为腐臭，化玄妙为平常'。"他还不无遗憾地表示："'打破枷锁，吐弃国渣'，当然是我最大的功绩。所惜者打破的尚不够，唾弃的尚不够耳。"胡适后来还说过："我们的固有文化究竟有什么'优''长'之处呢？我是研究历史的人，也是个有血气的中国人，当然也时常想寻出我们这个民族的固有文化的优长之处。但我寻出来的长处实在不多。"他并且断言："我们的固有文化实在是很贫乏的""我们必须承认我们自己百事不如人，不但物质机械上不如人，不但政治制度不如人，并且道德不如人，知识不如人，文学不如人，音乐不如人，艺术不如人，身体不如人。……肯认错了，方才肯死心塌地地去学人家。不要怕丧失我们自己的民族文化。"

但是对在我国存在的"中医不科学论"并没有肃清，故在其后的中医科研、教学、医疗过程中，仍然贯彻了一条没有中医科学化口号的"中医科学化"路线，以西医主导中医，以西医课程挤占中医课程学时，以西医学理论冲击中医学理论，"文革"中赶神拆庙，更是对中医进行了严重摧残，而1958年在我国报纸上正式提出的"中西医结合"这一医学形式，毫无疑问，这就需要中、西两种医学体系的融合，因而中、西两种医学都有责任积极参与，然而事实是，中西医结合在四十五六年的探索过程中，西医学领域中只是把民族传统文化的中医药学作为自己的些许点缀，沾了一点边，实际上始终是自己在独立发展，而在中医药学领域里，医、教、研各部门全面开花，大搞所谓"中西医结合"，如此实践了将近半个世纪，至今仍然没有取得一个真正的中西医有机结合的科研成果，由于不合乎中、西医学发展的自身规律，也不可能取得真正意义上的中西医有机结合的科研成果。于是出现了"中药加西药"或"中医理论加西医理论"或"西医病名、病理加中药处方"等，贴上"中西医结合"的标签，以假乱真，名不副实。二者根本没有内在联系，只是被人硬凑在一起。其中没有辩证法的思维形式，而是一种折中主义。在当前条件下，根据医疗实际需要，中西医在工作上紧密配合，或用中西医两法治病，都是对的。但它并不是学术上真正的中西医有机结合。折中主义的思维方式，是不可能促成学术发展的，更不可能创造出具有辩证思维的中西医结合来。它只用与中医药学决然不同的西医理论体系和思维方式，冲击了中医理论体系和思维方式，搅乱了中医药学的学术思想和发展方向，并占去了学习研究中医药学的理论知识、实际经验和实验观察的大约一半的宝贵时间，还在研究生教育中，硬性规定研究生必须进行动物实验，学习"屠龙"技术，使其最终获得一块"石田"而无所用之。给民族传统文化的中医药学造成了巨大伤害！

　　醉心于西方文化的中国人，还对"中医现代化"的口号，采取"偷梁换柱"的手法，偷换概念，使之变成"中医西医化"。于是，用西方医学为模式，来框套中医药学；用西方医学为唯一标准，以评判中医药学的是非，导致中医的医疗和科研，基本上没有自己的管理，没有自己的学术，没有自己的思维，没有自己的特色，没有自己的优势，没有自己的安全，没有自己的独立，跟着西医后面亦步亦趋，唯西医马首是瞻，自我附属，自我变易，达到了西方文化霸权主义对我民族文化的分化和西化，中医药文化的灵魂被西方文化所吞噬，剩下了一具没有灵魂的躯壳。中医躯壳内盛装着实实在在的西医内核，做到了 20 世纪 50 年代早期某人改造中医没有做到的事，完成了余云岫消灭中医的遗志。江泽民总书记虽然曾经三番两次地指出过我国民族虚无主义和崇洋媚外思想的存在及其不良影响，但我国民族虚无主义并没有因此收敛而销声匿迹。相反，它仍然在其把持的领域里顽强地表现他们自己，危害着我国的文化思想和建设事业，以致我国"民族精神的困乏，理想价值的失落，道德信念的危机，行为方式的失范，至今成为影响现代化建设长足发展的、巨大的负面因素，成为中国人无法回避的文

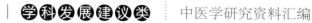
化困境。这种局面如不加以扭转，它将成为中国经济政治有序发展、中国社会长治久安的精神隐患"。因此，必须批判民族虚无主义和历史虚无主义，反对西方霸权主义，肃清"西方文化中心论"在我国的思想影响，确保我国民族传统的优秀文化的安全，并以我国民族传统文化为主体，吸取世界各民族先进文化中对其有益的部分加以融合，以发展我国民族传统的优秀文化，增强民族自信心，振奋民族精神，推进我国建设事业，从而顺利地进入小康社会！

（2004 年）

中医药学的曲折发展

　　江泽民任党内总书记时说："一个民族如果忘记了自己的历史，就不可能深刻地了解现在和正确地走向未来。"溯夫上古时期，我国先民通过仰观俯察，认识到人和自然的天地万物，都是相互联系、相互依存、相互制约的，保持着平衡、统一、协调、和谐而不断发展，不断变化，是一个统一的整体，即《庄子·逍遥游》所谓"天地与我并生，万物与我为一"，《吕氏春秋·有始览·有始》所谓"天地万物，一人之身也，此之谓大同"者也，从而产生了我国古代的整体论观念。同时，又将人从天地万物中分离出来，专门研究人体组织结构和生活起居以及其抗病能力。《吕氏春秋·恃君览·行论》说："舜于是殛鲧于羽山，副之以吴刀。"表明在原始社会里，我国先民就实行过"尸体解剖"，以观察人体内脏的形态结构，而外形则"切循度量"而得之。在人们的生活饮食上，大量的考古发现证实，仅就河姆渡文化为例，古代农业的发展，提供了足够的粮食使人们从吃"粥"进而为吃"饭"，增强了体质，并有剩余粮食饲养家畜而为人们提供肉食。在萧山跨湖桥新石器时代遗址里，考古"发现了盛有煎煮过的草药的小陶釜"，说明"史前期人们早已认识到自然物材的药用价值"。在与疾病做斗争中，还发明了"砭石""灸疗""按摩""导引""行气""熨法""浴法""放血"以及"钻颅""剖腹"等外科手术等等治疗和养生方法。迨至社会发展到春秋战国时期，我国出现了"礼崩乐坏，思想活跃，诸子蜂起，百家争鸣"的局面，各门自然科学和技术都得到了很大发展，如天文、气象、历法、农业、数学、冶炼等等都发展到了一定高度，医药也积累了极为丰富的实践经验和各地不同的一些理论知识，这就从客观上提出了对长期观察得到的解剖实践经验、医疗实践经验和生活实践经验进行总结、整理、提高、统一学术思想的要求。在这种背景下，战国末期各国医学家，聚集一起交流各自积累的经验，采用当时最先进的哲学思想为指导，依据"求大同，存小异"原则，将各国实践经验进行了一次全面总结整理，使之升华到理论高度，写出了具有划时代意义的一部医学巨著——《黄帝内经》，创造了比较完整和比较系统的中医药学理论体系。这个理论体系，包含着阴阳五行，脏腑经络，营卫血气，精、神、津液，七情六淫与药物的四气五味、升降浮沉和组方的君臣佐使等基本理论以及丰富多彩的治疗方法。它是战国以前古代医学家长期与疾病做斗争的经验总结，有着丰富的医疗实践经验为基础。它具有辩证思维方式，认为人体各部是一个统一的整体，医学世界也是一个统一的整体。使我国古代经验科学上升到古代理论科学，而有别于西方古代科学，它具有东方文化的特征，与西方医学有着"质"的差别。它是我中华民族的一份宝贵文化遗产，是屹立在世界东方的伟大的医学科学。

中医药学理论体系的创立，规定了我国医学的发展方向，指导着中医药学临床实践。随着我国社会的发展，两千多年来，它在保障我们民族繁衍昌盛的过程中，受到了临床实践的严格检验，它是一个开放系统，具有无限包容性，在临床实践的严格检验过程中，不断地创造了新经验，产生了新理论，充实了新内容，得到了不断巩固和发展，并将自己医学的经验知识输出到国外，到日本、到朝鲜、到越南、到东南亚，为世界人民的健康做出过贡献；同时，中医药学也吸取了与自己有益的其他国家民族的医药知识如倭硫黄、高丽参、安南桂、波斯青黛、耆婆方、婆罗门按摩法及眼病理论等，以充实发展自己。中医药学在 18 世纪以前，一直是在世界的前列。

我们看到，中医药学将成为世界各国人民的共同财富，那是消灭不得的，也是消灭不了的。由于化学药品的毒副作用，药源性疾病在世界范围内迅猛增加，数百种西药被禁止使用。人们的保健和治疗都要求回归自然，中医药学自然首当其选，从而为中医药学走向世界开辟了道路。中医药学以自己的独特疗法和少有毒副作用的优势走向世界，既可以自己的医学内容为所在国人民的健康事业做出贡献，又可以自己的整体论思想促进所在国科学技术的发展。

恩格斯在《自然辩证法》一书中说过："自然研究家尽管可以他们所愿意采取的态度，他们还是得受哲学的支配。"众所周知，近代科学是以"还原论"为其哲学基础的。近代科学在还原论思想指导下，统治了科学400多年，为社会创造了财富，改善了人们生活，但也暴露了它给人们带来的严重灾害。由于它的掠夺性开发，导致了资源枯竭，生态失衡，气候变暖，灾害频发，严重威胁着人们的生存。还原论走到了它的尽头。以还原论为思想基础的西医学，对重大传染性疾病的治疗似乎已无能为力，1995年在石家庄流行的"乙型脑炎"，20世纪80年代在江苏、江西流行的"出血热"，2003年在广东、北京流行的"非典型肺炎"，以及当前对艾滋病的治疗等，都显现了中医药学的治疗优势，显现了中医药学整体观在消灭疫病方面的强大威力，显现了中医药学的无限生命力！中医药学的整体论思想，给世界科学的发展带来了希望！

（1）美国学者雷斯蒂沃（S.P.Restivo）在1979年就预言："从21世纪开始认识的新科学可能出现在中国，而不是美国或其他地方"（见《科学史十论》第四论）。

（2）耗散结构理论的创建者，曾获诺贝尔奖的普里戈津（I.Prigogine）1979年说："我们正向新的综合前进，向新的自然主义前进。这个新的自然主义将把西方传统连同它对实验的强调和定量的表述，同以自发的自组织世界的观点为中心的中国传统结合起来。"1986 年他又在《探索复杂性》一书中说："中国文化具有一种远非消极的整体和谐。这种整体和谐是各种对抗过程间的复杂平衡造成的"（见《科学史十论》第三论）。

（3）协同学（synergtics）的建立者，德国物理学家哈肯（H.Haken）说："我认为协同学和中国古代思想在整体性观念上有很深的联系。""虽然亚里士多德也说过整体大于部分，但在西方，一到对具体问题进行分析研究时，就忘了这一点，而中医却成功地应用了整体性思维来研究人体和防治疾病，从这个意义上说中医比西医优越得多。"他说，西方的分析式思维和东方的整体性思维都是他建立协同学的基础（见《科学史十论》第三论）。

（4）2001 年 10 月 28 日英国《自然》杂志主编菲利普·坎贝尔博士在接受本书作者之一姜岩的采访时指出，在可预见的未来，信息技术和生命科学将是世界科技中最活跃的两个领域，两者在未来有交叉融合的趋势。他说，从更广的视野看，生命科学处于刚刚起步阶段，人类基因组图谱刚刚绘制成功，转基因技术和克隆技术也刚刚取得实质性突破。他说："目前对生命科学的研究仍然局限在局部细节上，尚没有从整个生命系统角度去研究，未来对生命科学的研究应当上升到一个整体的、系统的高度，因为生命是一个整体。"他认为，从原则上说，未来对生命科学的研究方法应当是西方科学方法与中国古代科学方法的结合，中国古代科学方法重视从宏观、整体、系统角度研究问题，其代表是中医的研究方法，这种方法值得进一步研究和学习（见《东方科学文化的复兴》第七章第四节）。

（5）英国人彼得·詹姆斯说："为了取得非凡的成果，中国的古代医学肯定也在理论与实践的结合上下功夫。公元 10 世纪，中国的炼金术士研制了最早的天花接种疫苗，为免疫学奠定了基础。涂有含菌物质的棉球往往被放置在鼻孔内。16 世纪，这种技术在中国得到广泛的应用并从那里传到土耳其，进而使西方人对预防接种有了初步的认识。现代医学仍然可以从古代世界备受低估的医治者那里学到大量的东西，这些人的成就是相当惊人的"（见《世界古代发明·医学》）。

（6）我国著名科学家钱学森在中华全国中医学会迎春座谈会上的讲话指出：中医现代化，我觉得还是对的，而且中医的现代化关系重大。我从前在给您（吕炳奎）的信上无非是说中医的现代化是整个医学的前途嘛，现在我还加点码儿，中医现代化可能引起医学的革命，而医学的革命可能要引起整个科学的革命。所以我们一定要向前走……

中医要是被真正搞清楚了以后，要影响整个现代科学技术。中医的理论和实践，我们真正理解了，总结了以后要改造现在的科学技术，要引起科学革命。也就是美国的科学哲学家讲的，科学革命就是科学的一个新的飞跃。这些认识，这几年我越来越深刻。（摘自 1983 年 2 月第 1 期《中医通讯》）

（7）"这种整体性、辩证性观念具体表现为在宏观上特别重视天人关系的和谐，在微观上则重视事物内部关系的协调。最能体现这种整体性和辩证性观念的学科是医学。我们在上文说过，中医特别强调阴阳的相互消长、平衡，强调对病因的综合考察，讲究辨证施治，这是这种观念的集中体现"（见《中国历史十五讲》第三章）。

（8）中科院院士，中国科技大学校长朱清时说："当前我国传统的中医在世界上越来越受欢迎，这并非偶然。中医从整体上去研究复杂的人体，擅长综合地把握它们的规律，并用符号化方法描述它们（阴／阳、内／外、寒／热、虚／旺）。西医则把人体分解成系统—器官—细胞—分子，擅长从这些单元的状态推知身体的状态。20 世纪上半叶，西医的这种'还原论'式的研究方法，以至于学术界很多人把以中医学为代表的用整体论方法发展起来中国传统科学文化视为不科学。现在中医受欢迎，不仅是由于大量实践的检验，更重要的是因为分子生物学的发展，使我们对疾病的本质和中医的机制有了进一步的了解。所有疾病都可以直接或间接归于某些细胞

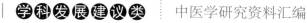

复制出现异常。除基因疾病外，细胞复制出错的原因，既与细菌或病毒的入侵有关，也受复制过程中溶剂（细胞质等）的成分、浓度、酸碱性和温度等物理化学性态的影响"（见《东方科学文化的复兴》第五章第二节）。

（9）朱清时等又说："中医是中国古代整理论思想在理论和实践两方面的集大成者，是人类文明的一朵奇葩。中医认为，宇宙是一个和谐而统一的有机整体，人体也是一个和谐而统一的有机整体，中医以这种整体观来看待宇宙及人体。中医曾一度在世界范围内包括在中国被误解，特别是在 20 世纪上半叶的中国，很多人认为中医是骗人的把戏，包括鲁迅也曾持这种观念，不过学西医出身的鲁迅后来也认识到自己的偏颇。最近几十年来，随着复杂科学的兴起，全世界对中医有了更深刻的认识。以中国古代整体论思想为基础的中医不仅将大大促进世界医学的发展，而且它的一系列思想和方法可应用于探索生命现象等复杂科学领域，甚至可以应用于解释整个宇宙的诞生与演化"（见《东方科学文化的复兴》第七章第五节）。

总之，一方面，由于复杂性科学的出现，中国古代整体论思想得到了世界科学家的肯定，一旦与现代科学相结合，就可能成为世界科学发展的灵魂，引领世界科学的第二次革命；另一方面，在全国中医药学领域里，提出了一些不合实际的错误口号，使中医药学陷入了异化的危机，而到了濒临灭绝的境地。对此，必须引起重视，加以纠正，使其与时俱进，进到中医药学内部规律的发展道路上去，而发扬光大，为世界科学的发展做出应有的贡献。

（2004 年）

保持中医特色，弘扬中医优势

《孟子·离娄下》说："爱人者人恒爱之，敬人者人恒敬之。"《史记·留侯列传》说："忠言逆耳利于行，良药苦口利于病。"《尚书·说命上》说："木从绳则正，后从谏则圣。"在我国历史上，有一个所谓"楚汉相争"，楚霸王项羽，力拔千钧，勇猛过人，出身于贵族，拥有百万大军，而汉刘邦起于沛县小令，少有学问，勇力不敌项羽，兵将亦无项羽之盛，然卒以弱胜强，打败了项羽百万大军而建立了刘汉王朝。何以然？根据毛泽东先生之评论，盖以"项羽不听谏言""刘邦从谏如流"故也。

任何个人，包括所谓"圣人"在内，知识都是有限的，必须借助众人的智慧充实自己。故我国领导机关都实行"民主集中制"和"走群众路线"，就是要多提出意见，供决策人选择，择其善者而从之，做到兼听则明，减少或避免失误。因此，我建议：国家中医药决策部门在管理中医药工作和发展中医药事业过程中，始终要有海纳百川、博大宽广的胸怀，能容纳不同意见和不同观点。其不同意见和不同观点，都是从不同角度提出的不同思路，提供给决策者进行比较，择善而从，岂不善哉！常言说："江海不择细流，才能成其大；泰山不让土石，才能成其高。"即使有人提出的不同意见不好，无参考价值，把它放到一边不管就是了，切忌对其人轻则歧视而弃之，重则群起而围攻之，压得不让人发表不同意见，结果只剩下自己一家的单一声音，声音单一是不太好听的，只有角、徵、宫、商、羽五音和谐，才能成曲而中人们之听。况且人们的不同意见虽不发表，但它仍然客观地在社会上存在着。如某报刊登的培养"优秀中医临床人才"遴选考试的参考用书："《黄帝内经素问》王冰著，《灵枢经》史崧著……"众所周知，目前一般公认《黄帝内经》即现世流传的《素问》和《灵枢经》两书，成书于战国末期，秦汉年间又有所补充，受疑古派影响的人，也只说它是西汉成书的，怎么《素问》扯到了是唐代的王冰著作，《灵枢经》扯到了是宋代的史崧著作呢？王冰只是整理注释了《素问》，并把唐代以前成书"五运六气"的专论合入《素问》中，但也并不是《素问》的著作人；史崧只是在《灵枢经》的某些篇章后面加了几个字的"释音"而给献出来了，但他也不是《灵枢经》著作人。把"注释"与"著作""献书"与"著作"混淆不分，刊在报上，发行全国，甚至国外，岂不贻笑大方！

还有某报所载《医院针灸科的现状与对策》一文里，竟然刊出了"中国已成为 WTO 的一个重要成员国，政治全球化……"的话，试问"政治"怎么"全球化法"？是中国政治"化掉"美国？还是美国政治"化掉"中国？这可能吗？信口开河，极不严肃。客观上正给西方"新帝国论"摇旗呐喊。世界政治的发展趋势，明明正在向多极化发展，为什么偏要鼓噪什么"政治全球化"呢？

《论语·子路篇》说："必也正名乎……名不正则言不顺，言不顺则事不成，事不成则礼乐不兴，礼乐不兴则刑罚不中，刑罚不中则民无所措手足。"因此，一个口号的提出，绝对不能简单从事，不能带有随意性，必须郑重其事，必须严肃认真，必须与事物的客观规律符合，而且要概念清楚，定义明确，在实践过程中还要"循名责实"。否则，是会造成不好影响的。如 1958 年在超英赶美的氛围中，报纸上提出了"中西医结合"，于是在全国范围内掀起了"中西医结合"的高潮，"文革"期间，刘湘屏在报上发表了《中西医结合是我国医学发展的唯一道路》的文章，又在全国范围内掀起了一个高潮。但由于概念不清楚，盲目性很大，故实践了将近半个世纪，都没有取得一个真正学术上具有辩证思维的"中西医结合"的科研成果，而是大量出现了"中药加西药""中医术语加西医术语""西医诊断和病理加所谓中药方"等，人们有称其为"拼盘"者，有称其为"盖浇饭"者，我则称其为"中西凑合论"。它给中医药学的正常发展带来了严重的障碍，在物欲横溢的今天，倒给某些中医医生、西医医生、西学中医医生提供了机会而得到好处。所以连某些中医也对其具有浓厚兴趣和无限热情，但给病人却增加了严重的经济负担和用药痛苦，甚至出现药物灾害，而致"回扣"之风屡禁不止！这就是我主张"中医不能滥开西药处方，西医不能滥开中药处方"的客观依据。据《科学时报》2004 年 8 月 10 日报道，近日江苏扬州大学暑期农村医疗卫生调查小分队的调查显示："79%的农民在得病后先是自己忍着，不让家人知晓，'全靠自己扛着'；一生病就找医生咨询的农民几乎没有，大部分病人要等到实在控制不住病情才去找医生……许多农民的重大疾病是对一些'小毛病'不重视积累而成的"（见 2004 年 8 月 18 日的《报刊文摘》）。在中央提出"以人为本"的今天，我们应该"老吾老，以及人之老；幼吾幼，以及人之幼"；把病人当亲人给以关爱，至少要对病人具有同情心，《孟子·告子上》说："恻隐之心，人皆有之。"又同书《公孙丑上》说："无恻隐之心，非人也。"而且这里我说的是"不能滥开"。不是说禁止其在必要时正确的"偶尔一开"。至于西学中医生，既掌握两种医学知识，自当具有双重处方权。但必须规定其合乎毛泽东主席"10·11"批示文件上的条件方可，否则，就不具备西学中医生资格。

恩格斯在《自然辩证法》一书中指出："自然研究家尽管可以采取他们所愿意采取的态度，他们还是得受哲学的支配，问题只在于他们是愿意受某种蹩脚时髦哲学的支配，还是愿意受某种以认识思维的历史及其成就为基础的理论思维形式的支配。"当然，我们在研究"中西医结合"的过程中，只能"以认识思维的历史及其成就为基础的理论思维形式"的"辩证唯物论"为思想指导，因为它最能为自然科学做出正确说明。

1956年毛泽东先生说过："把中医中药的知识和西医西药的知识结合起来，创造中国统一的新医学、新药学。"我认为，这几句话作为"中西医结合定义"的描述是最好不过了。可是几十年来，它从没有在报纸上公开刊登过。它明确了研究目标，较只提"中西医结合"这个模糊不清的抽象概念要好得多。正是这个抽象概念的模糊不清，导致了人们至今还把"中西医临床上的合作共事"或"中西医两法治病"混说成"中西医结合"。其实，"中西医结合"是学术上的问题，而"中西医合作共事"和"中西医两法治病"是工作上的事情。

《中华人民共和国中医药条例》第一章总则第三条规定："实行中西医并重的方针，鼓励中西医相互学习、相互补充、共同提高、推动中医、西医两种医学体系的有机结合。"这里提出了"有机"二字，就阐明了"中西医结合"必须是辩证的，排除了毫无内在联系的中西拼凑。然而，遗憾的是，现在报刊上仍然不断出现"中西医结合"五字的提法，无视《中医药条例》而删掉"有机"二字，这于中医药事业、中西医结合都是没有好处的。

说实在话，在前些年代，我也是一个"中西医结合"的忠心拥护者和积极宣传者，我写过《在"中西医结合"过程中鼓吹中西汇通派是有害的》等论文。1980年陈慕华副总理到武汉在召开的座谈会上，我第一个建议"建立中西医结合研究机构，国家投资，购买最新科学仪器，将够条件又愿意献身中西医结合事业的西学中人员集中使用，开展研究"。我在湖北省政治协商会议上也写过同样内容的提案。后来，是经过数十年的实践，迫使我对"中西医结合"和"中西两种医学文化"做深入研究，深刻理解，从而认识到中医、西医分属于东西方两个文化范畴，各有自己的文化特征。二者产生的时代背景不同，历史条件不同，理论体系不同，哲学基础不同，医学模式不同。二者没有同一性，短时间根本没有结合的可能。可见"中西医结合"是一个发展目标，而把它拿到现阶段来做，欲速则不达，是不能不碰壁的。要做到真正的中西医有机结合，必须让二者按各自的内部规律发展，西医发展到由单一的生物医学模式，转变为"生物－心理－社会医学模式"，中医则由古代"生物－心理－社会医学模式"转变为"现代生物－心理－社会医学模式"，到那个时候，我国才有可能使中西医达到有机结合。即使西医已转变为"生物－心理－社会"的医学模式，而中医医学尚未达到现代化，这还是不能实现"中西医结合"的。因而，我建议，在现阶段最好不要提"中西医结合"，以避免产生负面影响。只提"中医现代化"，并阐明"现代化"含义，它绝对不是"西医化"的同义语，而是在辩证唯物论的思想指导下，利用现代科学的知识和方法，根据中医药学自身规律，对中医药学的基本理论和实际经验，加以客观地、认真地、细致地研究，以揭示其科学实质，用现代语言表述之，赋予其时代的特征，实现"中医现代化"。中医现代化，绝对不是以西医理论来取代中医理论。在全国大多数中医不姓"中"的今天，有必要牢牢地把握住这一方向，反复强调，加深印象，以便求得共识，现在有人又捡起了在 1954 年批判某同志错误思想时被否定的国民党"中医科学化"实际是"中医西医化"的这个"破烂"进行兜售，并抬出了拼命攻击民族文化中医药学的丁福保等加以宣扬，我不知其是何居心？

　　全国大多数中医院都不姓"中"而发生西化，这是坏事；但它或多或少的都具有了一定的现代化检查手段，为以后的中医诊断现代化准备了条件，这又是好事。坏事与好事，失败与成功，往往就是一念之差。《淮南子·说山训》说"柳下惠见饴曰：可以养老。盗跖见饴曰：可以粘牡。"现代检查手段，如"饴"一样，不同人利用，就可以发挥其不同作用，西医已把它纳入其理论体系之中，即能帮助其对疾病的诊断，而决定其治疗，但众所周知，中医理论体系，和西医学是截然不同的，如被西医已有的结论牵着鼻子走，按西医观点用药治病，抛弃中医的理论思维，丢掉中医的特色和优势，它就必然走上"西医化"的道路。试想世界上哪有那么便宜的事，把别人的东西直接拿来而毫不费力的就能坐在那里"享受"？中医要利用现代检查手段，也必须付出自己的劳动，在临床实践中，根据实际，采用一切现代科学检查方法，小到体温计、听诊器、一般化验，大到彩色B超、核磁共振等，以延长我们的感觉器官，了解到人体深一层的病理变化。积累大量资料，然后在辩证唯物论的思想指导下，用中医药学理论观点，对拥有的大量资料进行认真细致的研究分析，找出新的规律，把它纳入辨证施治中去，以发展辨证施治，促进中医诊断现代化。这就是我和大家对中医采用现代科技检查手段的不同观点。我主张中医应通过自己劳动以求创新，不当在西医学里原样照搬而使自己走上西医化。

《中国文化概论·中国古代科技》指出："中国中医药学绵延数千年，至今仍有顽强的生命力，并且影响愈来愈显著。近代，在西方科技的冲击下，中国古代科技几乎全部没落而唯有中医药学生命常在，这种现象值得我们认真思考。"我认真思考的结果是"一切真知，都是从直接经验发源的"（见《实践论》）。中医药学则是建立在大量的实践经验基础上而具有整体观念和辩证思维的医学理论体系。从而形成了东方古代的理论科学，正是由于这个中医学理论体系的支撑，中医药学不仅经受住了西方现代科技的巨大冲击，而且还在19世纪西方文化侵入后诞生了一个具有强大生命力的"温病学派"。

《东方科学文化的复兴》一书告诉我们："中医是中国古代整体论思想在理论和实践两方面集大成者，是人类文明的一朵奇葩……以中国古代整体论思想为基础的中医不仅将大大促进全世界医学的发展，而且它的一系列思想和方法可应用于探索生命现象等复杂科学领域，甚至可以应用于解释整个宇宙的诞生和演化。"然而正是这个整体论的思想理论，在中医界里，却有所谓"教授"要对它进行"革命"，把它"抛弃"，要对中医理论体系进行"重构"，我不知这些所谓"教授"，所谓"专家"们，对中医理论是怎样的"革命"法？对中医理论体系又是怎样的"重构"法？他们是绝对"革命"不出一套中医理论，"重构"不出一套中医理论体系来的。否则，不是投机的瞎说，就是无知的"热昏的胡话"。我认为，对中医药学的基本理论，只能用现代科学的知识和方法，按其内部规律进行研究，使之现代化，绝对不可能是另外一套。而这个研究，又必须遵循恩格斯在《自然辩证法》一书中所教导的那样去做："不论在自然科学或历史科学的领域中，都必须从既有的事实出发，因而在自然科学中必须从物质的各种实在形式和运动形式出发；因此，在理论自然科学中也不能虚构一些联系放到事实中去，而是要从事实中发现这些联系，并且在发现了之后，要尽可能地用经验去证明。"

在 2004 年举办的"名医战略研讨会"上，提出了"传统中医模式""现代中医模式""新医模式"等概念，但我建议考虑一下如下三个"中医模式"公开提出后的社会效应。这里提出我的看法供参考，我认为"新医"一词，是对"旧医"一词而存在的。没有旧医，就无所谓"新医"。现在人为地把中医分成"先进"与"落后"两个部分，不好。据我所知，"新医""旧医"之词，是 1929 年余云岫留学日本学习西医回国后，以消灭中医为能事，在南京政府第一次中央卫生委员会议上提出来的。他在这次会议上提出了一个《废止旧医以扫除医事卫生之障碍案》说："旧医一日不除，民众思想一日不变，新医事业一日不向上，卫生行政一日不能进展。"当时会上，该提案在以后变成了大汉奸的汪精卫、诸民谊的支持下获得了通过，南京政府即据之下发了"废止中医令"，企图在全国废止中医，遭到了全国中医界和有识之士的坚决反对，蒋介石被迫撤销了错误的废止中医的一切法令，中医赢得了生存空间，但称中医为"旧医"、西医为"新医"，一直沿用到新中国成立之后。1950 年，我国召开第一次全国卫生工作会议时，余云岫伙同宋大仁、江晦鸣等三人联合提出了一个《改造旧医实施步骤草案》，即人们所称的"40 年消灭中医计划"，并在会上获得了通过。从 1952 年起，我国在全国范围内对所谓"旧医"进行登记，考试（考西医科目），改造（办进修班、灌输西医知识）。1954 年毛泽东主席发现后，严厉批判了当时卫生部主要负责人轻视、歧视、排斥中医的错误思想，是一种卑鄙的资产阶级心理的表现，《人民日报》发表了《正确地贯彻党的中医政策》的社论，报刊上公开点名批判了某同志错误思想。1955 年，国务院正式发文全国各地明令规定废除使用"旧医"一词，改称"中医"。废除了"旧医"一词，"新医"之词也自然不存在了。这些事人们还记忆犹新，现在又重提"新医"之说，不管"新医"的内容如何，恐怕不是时候，而且在中医内部分出新、旧，也不是科学的方法。

至于"传统中医"和"现代中医"两个模式，我不知对它是什么标准？如果传统中医是指的熟读经典运用辨证施治者，而现代中医是指的研究生毕业掌握实验技能或只凭现代科技手段检查而辨病施治者，那就很值得商榷。众所周知，中医药学的生命，在于临床疗效。以掌握实验技术或以西医检查为依据使用中药，其疗效绝对不会优于辨证施治者，已为长期医疗实践所证实。在这种情况下，把疗效好的称为"传统中医"，所谓"传统"者，是谓其"固有久旧"之形态也；把疗效差的称为"现代中医"，所谓"现代"者，是谓其"同步时代"之形态也，这是不准确不科学的。如有一种既具这个时代的科学形态，又保持中医药学特色和优势以及其原有疗效甚至是更高疗效，这样才是名副其实的"现代中医模式"，也就是"中医现代化"了。中医药学是具有东方文化特色的医学科学，是要为人治病的，而且是要治好病的，它必须按照其内部规律不断发展，逐渐走向现代化。用不着分出一个"传统医学模式"固定下来，像保护几个北京"四合院"那样供人欣赏。中医是一个整体，必须共同发展，共同前进。我国一切文化都是没有继承就没有发扬。因而中医界的目前状况是，一部分研究生毕业者，学习了实验技术，未学好中医知识，不会用中医思路治病；一部分在中医院校毕业到临床工作的，靠西医检查手段，而用西医观点使用中西药，造成大部分中医院不姓"中"，只有少部分人坚持了中医的思维方式而运用辩证施治，中医药文化的前景十分不妙，这是半殖民地思想影响没有肃清造成的。这也可能是《孙子兵法》一书所说的"置之死地而后生"。据说国家正是为了纠正全国中医机构的西化倾向，方制定和颁布《中华人民共和国中医药条例》的。可惜这个《中医药条例》，并没有引起人们多大的关注，倒是《中医药条例》规定的"中西医有机结合"，大多数人往往抽掉了"有机"二字而简单地只说"中西医结合"。这可能不是有意抽掉"有机"二字，而是习惯的漫不经心说出的，当然谈不上责任不责任的问题，但也表明对《中医药条例》没有严肃认真地对待和研究，在报刊上也是一样。

根据辩证唯物论的观点，继承和创新是一个事物的两个方面，是事物的因果关系。继承既是当前实际的需要，又是为创新奠定必要的基础。继承是创新的基础，创新是继承的发展，没有继承这个基础，就不可能创新，只能出现事物的异化。现在全国多数中医西医化，中医院不姓"中"，就是在我国中医药事业发展中，忽视了继承这个基础所造成的，使中医药受到了严重损害，中医药医疗质量下降，深层原因则是旧中国半殖民地社会产生的"中医落后论""中医不科学"和"民族自卑感"的思想影响没有肃清，没有贯彻中央"中西医并重"的方针，过多地强调了西医，忽视了发挥中医力量和中医作用，形成了我国医学两条极不相称的腿，严重威胁着我国中医药文化的安全。顾炎武说："国家兴亡，匹夫有责"。在西方国家对我进行文化渗透，企图对我分化西化，我国提倡爱国主义教育、发扬民族文化、培养民族精神的今天，我们每一个公民都有责任和义务保护民族文化的安全。为此，当时的"国家中医药管理局"提出了在研究生教育中"淡化实验"，以临床疗效为考核标准，号召中医普遍熟读经典，保持特色，并启动了"培养优秀中医临床人才工程"，考试选拔了主任医师级220名，进行重点培养。这虽有一定难度但也是一件利国利民的大好事情。因此我建议，国家中医药管理局在今年（2004年）年内召开一次《培养优秀中医临床人才》"考试委员会"专家会议，组织检查一下几次的教学内容、教学方式和方法，是否符合 2003 年 8 月工作会议的精神？是否能够达到中管局原来计划的培养目标？培养中医优秀临床人才这项工作，一定要认真抓好，切勿稍息，办成功了，我国中医药学可能尚有复兴的希望，否则，只有等待"出口转内销"了。这样就损失太大，我们也都不光彩了。我们知道，2003 年，我国在抗击"非典"过程中，明显地体现出了中医药的治疗优势，且医疗费用人均只需 5000 元左右，仅占西医药治疗人均费用的十分之一。疗效好，费用少，符合我国国情的需要，如果还有人无视事实，继续顽固地坚持以西医排挤中医或取代中医，我认为应该站在民族利益立场上据理力争，坚决同其进行思想斗争，揭露其民族虚无主义的崇洋心理，确保我国民族中医药文化的安全，并进而发扬光大之，为世界人民健康事业做出贡献，为祖国争光！

《史记·商君列传》说："千人之诺诺，不如一士之谔谔。"《淮南子·说山训》说："得百万之兵，不如闻一言之当。"以上所说，是否为愚者千虑之一得，不敢期必，但作为"一孔之见"，特提供参考耳。

最后，有两点建议，附于下面：

第一，在适当时候，召开一次规模不大的中医研讨会，时间充裕一点，以便深入探讨"中医现代化"与"中西医结合"问题，包括指导思想、研究方向、手段方法等。交流思想，互相启发，提高认识。这个研讨会，由国家中医药管理局召开，也可委托中华中医药学会召开。

第二，组织力量，通过调查，认真撰写一部《现代军事中医学史》总结在中国共产党领导下现代中国革命的中医药作用，以探讨中医药学在未来战争中的地位，并填补中国医学史的一个空白。这件事迫在眉睫，现尚有一部分老红军健在，可资调查，稍晚则可能难以调查红军时代的中医药情况了。

（2004 年）

确保民族中医药文化的安全

中医药学，是我国独有的一份宝贵文化。它根植于中华民族主体文化之中。它以医疗实践经验为基础，整理、升华、创造了以阴阳五行、脏腑经络、营卫气血、精、神、津液、五官九窍、膏肓脂膜、皮肉筋骨、七情、六淫等和药物的寒热温凉、升降浮沉，以及组方的君臣佐使等较为系统的、独特的理论体系，蕴含着我国古代整体论和变动观，显示其思维方式和治疗方法的丰富多彩，明显地体现了东方医学的特征。这个中医药学理论体系，几千年来，一直指导着中国医学的发展方向，保证着中华民族的繁衍昌盛，并在长期医疗实践过程中，不断地得到充实和发展，显现了它"海纳百川"的宽广胸怀，形成了一个真正的"伟大的宝库"。近代以前，它一直走在世界医学的前列；近代以来，它又经受住了西方现代科技的强大冲击和我国民族虚无主义的严重摧残，而仍然屹立于世界东方。这就显见了它的强大生命力！时至今日，我国中医药学正以自己独特疗效和无毒副作用的优势，随着我国改革开放政策的发展，大踏步地走向了世界，而为世界人民的健康事业发挥自己的应有作用，并以它的整体论思想与现代科技结合，促进世界各国科学技术的进步！

但是，当前要切切注意的是确保中医药文化的安全，严防在一片繁荣的景象中发生异化。

据报载，西方文化霸权主义者，把它们自己的文化当作普世文化，依靠他们的经济实力和手中掌握的先进信息技术，伴随经济全球化潮流大量向外输出，企图吞噬第三世界国家的文化，明目张胆地要对我国文化进行分化、西化，而醉心于西方文化的中国人，怀着与西方文化霸权主义的同样心态，崇尚西方，看不起自己的民族中医药文化。把西医学当作唯一标准，来评判中医药学的一切功过是非，鸡蛋里面挑骨头，说这不科学、那不科学。于是，接过"中西医结合"和"中医现代化"两个口号，叫得震天价响，招摇过市。谁都知道，关于"中西医结合"的定义，毛泽东先生早在1956年就提出了"把中医中药的知识和西医西药的知识结合起来，创造中国统一的新医学新药学"，而"中医现代化"，则必须以辩证唯物论为指导思想，利用现代科学的知识和方法，根据中医药学的内部规律，对中医药学的基本理论和实际经验，进行细致的、耐心的、长期的、实事求是的认真研究，揭示其科学实质，用现代语言表述之。赋予中医药学以时代特征，把它纳入现代科学的轨道。这里所谓"现代语言"者，实包括我国古代创造出来的而在现代中医药学里仍具有活力的"古今语言"，以准确表述中医药学理论知识和实际经验为原则，不得机械地以时间早晚为限也，并严格防止在"现代语言"幌子下，用西医理论取代中医理论，使中医药学失去灵魂，有名无实。现在民族虚无主义者，在宣扬"中西医结合""中医现代化"口号下，正以"鱼目混珠"和"偷梁换柱"的手法，兜售"中药加西药""中医术语加西医术语"或"西医理论的病名、病因、病理加所谓中药方"的"中西凑合论"，"只凭现代检查方法确定诊断"而"开处方"，以否定中医药学辨证施治的"中医西医化"。民族虚无主义者兜售的"中西凑合论"，在医疗实践中，造成了病人严重的经济负担和用药痛苦，甚至给病人带来危害，而"中医西医化"，则使全国大多数中医院不姓"中"，丧失了自己的特色和优势，攀比西医购仪器、置设备，弃传统技术（如正骨术等），创经济效益。在这种情况下，一方面，是中医药文化降低了价值；另一方面，又是造成病人"看病贵""看病难"的原因之一。严重妨碍了中医药学的正常发展。甚至还有人在报纸上公开叫嚷"中医药学必须西化"，而明目张胆地反对"遵循中医药学内部规律研究中医"的方法，并恶意诬蔑坚持民族中医药文化正确方向的是患了"恐西症"。请看其崇洋媚外思想达到了何等地步！其与西方文化霸权主义者对我文化进行西化的态度何其相似乃尔！简直表现出其失掉了一个中国人的起码品格！从而可见民族虚无主义对我民族思想文化的影响之深和危害之大！因而有必要高举爱国主义旗帜，振奋民族精神，对民族虚无主义加以认真地清算，以肃清"西方文化中心论"的思想影响，确保我中华民族优秀中医药文化的安全，使这份文化以健康的脚步走向世界，以整体论思想促成世界各国科学技术的进步。

（2006 年）

从《黄帝内经》看秦国的法家路线
对古代医学发展的促进作用

　　《黄帝内经》是我国现存的一部最早的、比较完整、比较系统的医书，是人民群众与疾病做斗争的经验汇集，是无数医学家辛勤劳动、长期实践的结果。它以朴素唯物论的思想论述了人体生理、病理和疾病的防治，为我国医学奠定了理论基础。它的许多内容对我们今天进行医学活动和临床实践仍然有很大的实际意义。它出现在法家路线占统治地位的先秦时期，有力地说明了秦国的法家路线促进了古代医药学的发展，它的成就也充分体现了秦国的法家路线的进步作用。当前，摆在我们面前的一项重要的战斗任务，就是运用马列主义、毛泽东思想，分析研究儒法斗争对祖国医药学发展的影响，正确评价法家路线对祖国医药学发展的促进作用及其局限性，批判儒家孔孟之道对医学发展的恶劣影响，批判地继承和发扬祖国医药学的宝贵遗产，把中国医药学深入学科领域，让马列主义、毛泽东思想牢固占领医学阵地。

一、《黄帝内经》是秦国法家路线的产物

　　秦国，自秦孝公以来就推行法家路线。公元前350年，商鞅"变法修刑"，进行了一系列的社会变革，"为田开阡陌"，废除了井田制，"各以差次名田宅"，确立了新的生产关系，解放了奴隶的生产力。实行"将军功""教

耕战"的政策，"内务耕稼，外劝战死之赏罚"，从而使秦国"民以殷盛，国以富强，百姓乐用，诸侯亲服"。之后，商鞅虽被奴隶主复辟势力所残害，但他的法治成果却一直在秦国产生着影响。秦始皇更是坚定地实行法家路线，任用李斯，"续六世之余烈，振长策而御宇内，吞二周而亡诸侯，履至尊而制六合，执棰拊以鞭笞天下，威震四海"，统一了六国。秦王朝建立以后，秦始皇采取了"焚书坑儒"等革命措施，粉碎了奴隶主复辟势力的进攻，坚持了中央集权的郡县制，坚持了法家路线。秦国推行的这条革新、前进、符合历史发展规律的路线，有力地促进了当时农业、手工业、水利工程、冶炼术、天文学以及医学的发展。下面试从《黄帝内经》这部古代医学巨著的成书时间和地点的考证，来具体阐述秦国法家路线对古代医学发展的促进作用。

　　《黄帝内经》包括现在流传的《素问》《灵枢》在内，不是一个时间的产物。如《灵枢·阴阳系日月》，《素问·脉解篇》等就是西汉太初以后的作品。所谓《素问》"运气七篇"《天元纪大论》《五运行大论》《六微旨大论》《气交变大论》《五常政大论》《六元正纪大论》《至真要大论》等就是东汉建武以后的作品，但在当时这些内容还未补上去。以前，我认为《黄帝内经》已经是一部比较完整的医书，它一出世就具备了它的基本内容和基本形式，并不是补充了上述内容后才成书的，也不是各个不同时代的各个医学小册子被人把它合在一起成书的。根据它的内容，考订它的成书时间和成书地点，可以认为，这部划时代的医学巨著，是战国后半期在秦国境内由医学家们集体总结了当时医学成就编写成书的。

　　《黄帝内经》成书的确凿年代现在是无法考证的，根据一些古代文献，我们从以下几方面可以看出它成书的大致时间，是在战国的中后期至秦始皇统一六国前后。

　　首先，从《黄帝内经》的内容来看。它从唯物主义立场出发，认为构成人体的基本物质是"精"，如《素问·金匮真言论》说："夫精者，身之本也。"《灵枢·经脉》说："人始生，先成精。"《灵枢·决气》："两神相搏，合而成形，常先身生，是谓精。"而且它还认为，在人的生命活动过程中，也必须依赖于"精"，精气充足和畅流，则人就轻劲多力；精气消绝，则人就要失去生命活动而死亡。但是，古代"精气学说"是战国后半期齐国稷下学宫的宋钘、尹文学派倡导的，这个学派是唯物主义的哲学派别。它认为"凡物之精，此（比）则为生，下生五谷，上为列星……"提出了具有流动性质的细微物质的精气，是构成世界万物的根本要素。据考证，这一派的唯物主义学说，和当时医学的发展有着一定的联系。

另外，在《黄帝内经》中，阴阳学说和五行学说是合在一起运用的。但是在我国古代一个较长的时间内，这两个学说分别属于两个不同的哲学派别，是两个独立的学说。根据《史记》记载，"邹衍以阴阳主运显于诸侯""邹子云徒论著终始五德之运"，说明这两个学说合在一起运用，是战国后半期从齐国稷下学宫的邹衍开始的。《黄帝内经》中阴阳、五行学说不仅合在一起，而且与精气学说连在一起，这说明《黄帝内经》成书的时间在战国后半期，在宋钘、尹文、邹衍之后。

其次，《黄帝内经》反映了战国时代特点。战国时期正处于社会大变革中，各个阶级的相互关系，包括奴隶主阶级、奴隶阶级、地主阶级、农民阶级的相互关系，不仅发生了深刻变化，各个阶级在社会中的地位也发生了急剧的变化。如奴隶主中的一部分则日益破产，丧失了原来的尊贵身份而降低了他们的社会地位，在地主阶级掌权的地方，则变成了失去权力的被统治者，成了被专政的对象。他们人还在，心不死，时刻梦想复辟。《黄帝内经》中有不少内容反映了这种变化。如《素问·疏五过论》论述了"脱营""失精"之证，记载了"暴乐暴苦，始乐后苦""故贵脱势""始富后贫"等。《黄帝内经》还记载了"封君败伤，及欲侯王"这样情志疾病的致病因素，这就是说，有的人之所以患情志病，或者是因为侯王失去了侯王的地位，或者是想当侯王而达不到目的。"侯王"一词，在战国诸侯王出现以前是没有的，那时奴隶主阶级的等级制是天子称"王"，诸侯称"公"、称"侯"等。战国时期，象征奴隶制的周天子的权势削弱了，无力统治各诸侯，它的最高统治地位动摇了，这时诸侯才有称"王"的。清代学者姚际恒在《古今伪书考·黄帝素问》一书中，明确指出：《黄帝内经》"有'失侯失王'之语"是秦灭六国以后的事情。

再次，从《黄帝内经》的文句看，用了许多类似"邪气之中人也高""正邪之中人也微""虚邪之入于身也深""卫气之留于阳也久"等文句。据考证，这种文句是战国末期的文句。《墨子研究论文集》中说："《经说》上下篇，墨子后学所作……作者时代，以篇中文句学说考之，似在墨子后百有余年……《经说》下篇'下者之人也高，高者之人也下'句，为'之'字倒装句，与《大取篇》'指之人也与首之人也异'句法同"。而"《大取》一篇……若以其论辨入微言之，或者《经说》作者之后也。"

最后，从《黄帝内经》所反映的所有制变化来看，《灵枢·九针十二原》："余子万民，养百姓，而收其租税。"这里以一个国王的语气而讲到"收其租税"，显然是战国后半期新兴地主阶级取得了政权，在全国推行封建土地所有制以后才有的事。

从以上内容可以大致看出，《黄帝内经》成书时间上限，最早只能在战国中期，不会早于商鞅变法以前。

现在来看看《黄帝内经》成书时间的下限。

《黄帝内经》中的许多篇章，如《素问·藏气法时论篇》《灵枢·病传》等篇计时均用"夜半""平旦""日出""日中""日入""日映""下晡""早晡""日西""大晨""蚤食""晏食""人定""黄昏""台夜"（台原误为合，今改，台读始）、"鸡鸣"等，而不用子、丑、寅、卯等十二支计时。清代学者姚际恒说过："古不以地支名时"，并以此认为《素问》一书"当是秦人作"。

另外，《黄帝内经》一书中有几篇都提到了"万民"一词，如《素问·疏五过论》：“为万民式”“为万民副”。《灵枢·九针十二原》：“余子万民。”《灵枢·营卫生会》：“万民皆卧。”《灵枢·岁露论》：“万民懈惰而皆中于虚风，故万民多病。”“万民”一词虽然到汉以后仍然沿用，但据《灵枢·九针十二原》说：“余子万民，养百姓，而收租税。”这里“万民”与“百姓”是对称的。“万民”是战国及其以前诸侯国王称其广大人民的，“百姓”在那个时期是指百官的，不是后来对老百姓的称呼。所以东汉郑玄注《孝经》和《礼记》均说：“天子曰兆民，诸侯曰万民。”因此，可以认为《黄帝内经》成书的时间下限不会在汉以后，应在秦始皇统一六国前后。

至于《黄帝内经》成书的地点，据最近的考证，本人认为在秦国。

第一，《素问·宝命全形论》：“黔首共饮（‘饮’原误为‘余’，今据《太素知针石》改）食。”据先秦时代的记载，“黔首”一词是战国中期对新兴地主阶级和农民的称呼。许慎的《说文》，高诱注《吕氏春秋》均说：“秦谓民为黔首。”秦始皇统一中国后的第二年，公布了“更名民曰黔首”的法令，并颁行天下。这都说明“黔首”一词在秦国广为流行，普遍使用，是秦国地主阶级和农民的社会地位日益提高和巩固的反映。《黄帝内经》使用“黔首”一词，说明《黄帝内经》成书在秦。

第二，《素问·五脏生成论》说：“徇蒙招尤……”即指眩晕、摇动的症状，考“尤”为“犹”的假借字，而“犹”是“摇”字因秦声改误，所以宋代陈自明著《妇人大全良方》引用此句时，就直接改正为“徇蒙招摇”。《礼记·檀弓下》说：“永斯犹。”郑玄注说：“犹当为摇，声之误也。摇，谓身动摇也，秦人犹、摇声相近。”“尤”既为“犹”的假借字，而“摇”又因秦声致误，则《黄帝内经》一书的写出，应与秦国有关。

第三，也是重要的一点，秦国自商鞅变法以来，实行法家路线，为医学的交流和整理提供了有利条件。

马克思主义告诉我们，自从有了人类出现，就有了医疗活动，医药起源于劳动。我国古代劳动人民在长期的生产生活中逐渐地产生了医疗知识，发现了医药,创造了医疗方法。到春秋战国时期,由于农业、手工业的发展,也使医学有了很大发展。当时已发现了不少药物,创造了很多医疗方法,进行了人体解剖,在长期医疗实践的基础上产生了医学理论,并出现了一些医学专门著作的小册子,如《黄帝内经》中引用的所谓《上经》《下经》《金匮》《揆度》《奇恒》《刺法》等均是。

但是,当时诸侯封疆闭塞,关隘受阻,交通不便,文字各异,医学得不到很好的交流,使医学理论存在着分歧,如《素问·五脏别论》载:"余闻方士,或以脑髓为脏,或以肠胃为脏,或以为腑,敢问更相反,皆自谓是。"这在一定程度上限制了医学的发展,因而就有必要对其医疗经验和医学理论加以总结、整理和提高。战国之世,诸侯兼并,争城夺地,突破和改变了旧有的封疆领地,人民往来频繁,使各地医学交流有了可能,在秦国,通过商鞅变法之后,"主以尊安国以富强""山无盗贼,家给人足""禽将破敌,攘地千里"。这就给当时的医学交流和整理提高准备了较好的条件。当时"山东之民,无不西者",不少医家来到秦国。"名闻天下""随俗为变"的良医扁鹊,由渤海"过邯郸""过洛阳",最后"来入咸阳",为秦国人民的健康服务,体现了医家们对秦国法家路线的拥护。

思想上、政治上的路线正确与否是决定一切的。法家路线在秦国的政治、经济、法律、组织等各个方面进行全面贯彻的时候,自然而然地要影响到人们的思想,影响到科学技术方面,影响到医学领域里来。在六国之民多的情况下,医家们在开展对古代医学的交流和整理的过程中,重视劳动人民在医学上的创造,重视人们的医疗实践,批判了唯心主义和形而上学,依据唯物主义路线在医学上进行了创新,写出了战国时期的划时代的医学巨著《黄帝内经》(还有《黄帝外经》一书),给祖国医学的发展奠定了理论基础,为我国人民的建康事业做出了贡献。

秦国的法家路线不但为医学的交流和整理提供了有利的条件,有力地促进了我国古代医学的发展,而且秦始皇统一六国后作为中国新兴地主阶级的代表是十分重视保护古代医学遗产的。

公元前 213 年，秦始皇为了巩固新兴封建制度，防止奴隶主复辟，禁止"以古非今"，毅然决然地采取了"焚书坑儒"的革命措施。但是在焚烧"文学诗书百家语"的时候，秦始皇特别下令不准烧毁医药、农业等科学技术的书，使许多医药书籍得以保存下来。公元前 180 年公乘阳庆传授给淳于意以"《脉书上下经》《五色诊》《奇咳术》《揆度阳阴外变》《药论》《石神》《接阴阳禁书》"等说明了这一点。长沙马王堆第二、三号汉墓中出土的大量珍贵而又丰富的竹简医书（包括帛书中的医方），其文体与《黄帝内经》相似，可能与已佚的《黄帝外经》有关。这是秦始皇保护医学的最好物证。班固所写的《汉书艺文志》载有"医经七家""经方十一家"，目前虽不能肯定其都是秦代以前的著作，但从现在的《黄帝内经》一书来看，毫无疑问，其中的《黄帝内经》《黄帝外经》是受过秦令保护而流传下来的。

秦始皇时期还建立了一套医部制度，继承发展了先秦的医部制度，政府设有太医令丞掌管医药。公元前 227 年，没落奴隶主燕太子丹，派荆轲刺秦王的时候，秦王侍医夏无且正在殿上，他不避风险保卫秦王，"以其所奉药囊提荆轲"，使秦王得以拔剑击杀了荆轲，从而帮助了秦始皇。秦王说："无且爱我。"侍医夏无且保护秦始皇，说明秦始皇是重视医药的，同时也说明医家是拥护秦国的法家路线的。

二、《黄帝内经》中的尊法反儒思想

殷周之际，我国医学一直被巫觋所把持，他们给医学蒙上了一层宗教迷信的罩衣，使医学长期陷入神学的羁绊中。到了春秋末期，出身于没落奴隶主阶级的儒家创始人孔丘，为了维护其行将崩溃的奴隶制度，在提出反动的"克己复礼"的同时，大叫"生而知之""上智与下愚不移""死生有命，富贵在天"，竭力鼓吹其反动的"天才论"和"天命观"，要人们"安贫知命"，有病待死。

《黄帝内经》却站在唯物主义立场上，从医学的角度进行了无情的批判。指出世界上无论什么人，他们的生理活动都是一样的，"五脏者，所以藏精神血气魂魄者也，六腑者，所以化水谷而行津液者也，此人之所以具受于天也，无愚智贤不肖，无以相倚也。"这就是说人禀于自然而具有消化水谷、吸收营养、运行律液、流畅血气、维持生命活动、产生思想意识的能力都是相同的，没有任何人是不一样的。至于人们在社会活动中出现的知识才能的差异性，那主要是由后天环境所造成的，不是先天决定的。人体生疮患病，也不是"获罪于天"，也不是无缘无故的命定的，"夫痈疽之生，脓血之成也，不从天下，不从地出，积微之所生也"，而是受到一定的致病因素的影响，气血不和，精气流行不畅，经过一个量变到质变的转化过程逐渐形成疾病的。

人为什么得病呢？《黄帝内经》指出，并不是鬼神在人体内为祟作怪，而是能够引起人体生病的因素，即所谓"邪气"侵犯了人体。这和芒刺误入了肌肉，秽浊污染了衣服，绳索发生了缠结，水道发生了闭塞一样，是可以把它清除的。"刺虽久，犹可拔也；污虽久，犹可雪也；结虽久，犹可解也；闭虽久，犹可决也。或言久疾之不可取者，非其说也。……疾虽久，犹可毕也，言不可治者，未得其术也""拘于鬼神者，不可以言至德"，对于那些迷信鬼神的人，是不可以和他们讲医学道理的。这是一种唯物主义的观点，和儒家所提倡的"天命观"是针锋相对、水火不相容的。

《黄帝内经》非常重视人体解剖。它认为人体的生命活动是可认识的，主张用解剖的方法直接观察认识人体的组织结构，它说："若人八尺之士，皮肉在此，外可度量切循而得之，其死可解剖而视之"，在治疗上，对于某些疾病，则提倡手术截指，"发于足指，名脱痈（疽），其状赤黑……急斩之。"这就有力地批判了儒家所谓"身体发肤，受之父母，不敢毁伤"的反动说教。

《黄帝内经》总结了它以前的医学知识和它当时的医疗经验，论述了有关人体的解剖、生理、病理、致病因素、发病以及有关疾病的诊断、治疗和预防，形成了比较完整而系统的医学理论体系。它从唯物主义的立场出发，提出了"精气"是构成人体的基本元素，否定了神创造人的唯心主义的错误论点。它比较详细地讨论了有关人体脏腑、组织、器官的生理活动和病理变化，并依据各脏腑功能的特点，把它们分为"五脏""六腑"和"奇恒之腑"。心脏在各脏腑中起着主导作用，各脏腑都在心脏的支配和调节下发挥着各自的作用。脏腑功能活动的物质基础是精气血津液，而精气血津液的化生又有赖于脏腑功能的活动，脏腑学说在祖国医学理论体系中占有相当重要的位置，是祖国医学的一个极其重要的组成部分。经络，"内属腑脏，外络于肢节"，运行气血，营养人体表里上下的五脏六腑、肢体百骸、五官九窍。它分为十二经脉、奇经八脉、十二经别、十五别络、孙络、十二经筋、十二皮部等部分。这些部分，共同组成了祖国医学理论中的一个独特系统。

对于致病因素，《黄帝内经》称为"邪气"，它批判地继承和发展了"阴淫寒疾，阳淫热疾，风淫末疾，雨淫腹疾，晦淫惑疾，明淫心疾"的六气病因说。指出"风""雨""寒""暑""燥""湿"和"喜""怒""悲""忧""恐""惊""思""欲"以及"饮食""劳倦""性欲"等在一定条件下都是致病因素，都是邪气，都可伤人致病。这些都是用物质第一的观点解释病因。

在诊法上，《黄帝内经》提出了"望""闻""问""切"四诊合参的诊断方法。在疾病上，论述了"伤寒""温病""昔瘤""疠风""脱痈（疽）""妊娠失音""蛔虫病""龋齿"等内、外、妇、儿、五官科及传染病的一百多种疾病的发病原因、病理机制、临床证候、治疗方法和转归。在治疗上，确立了"盛者泻之，虚者补之""寒者热之，热者寒之"，和因人因时因地制宜，以及根据疾病标本缓急施治等基本原则。其治疗方法除详细讨论了针灸疗法外，还记述了汤液、药酒、丸剂、导引、按摩、熨法、浴法、膏法、蒸法、手术截肢疗法等。

尤其值得特别提出的是《黄帝内经》还产生了"有病早治，无病先防"的"治未病"的预防医学思想，否定了"诸仙人及不死之药"的存在，这在当时更是难能可贵的。《黄帝内经》的医学内容，在许多方面，今天仍然值得我们用马克思主义的立场、观点和方法来对它进行发掘。

《黄帝内经》还接受了具有朴素辩证法思想的阴阳五行学说。它在接受阴阳五行学说的时候，扬弃了阴阳五行家们附会上去的有关社会人事、历史兴替的唯心主义观点，而以阴阳五行学说的辩证思想为思想方法，总结和论述了祖国医学的理论，阐明了人体脏腑组织之间的相互关系，阐明了医学世界的统一性，从而确立了祖国医学的整体观念，祖国医学的这种整体观，贯穿于祖国医学的解剖、生理、病理、病因、诊断、治法等各个方面，贯穿于祖国医学的医疗活动的始终，指导着祖国医学的实践，促进了祖国医学的发展。至于阴阳五行学说的先天不足，规定了它的辩证法思想的不完整性和不彻底性，使祖国医学没有能够随着医疗实践发展而对医学上的发展了的东西做进一步的深入研究，阴阳五行学说代替了具体医学理论的创造，从而出现了束缚祖国医学发展的情况。这是后来的事情，不能不分青红皂白地把它完全写在《黄帝内经》的账上。

从以上内容可以充分看出，《黄帝内经》的成书标志着我国古代医学发展到一个新的阶段，标志着我国古代医学脱离了巫教神学的羁绊，它是这一时期儒法斗争在医学领域里，唯物战胜唯心、医学战胜巫术的一部杰出著作，它以讨论医学的方式批判了儒家的"天命论"和"反动礼教"，批判了宣扬宗教迷信的"鬼神论"，以朴素唯物主义的观点和法家的进取精神，总结了当时及其以前我国古代劳动人民在长期与疾病做斗争的实践中所创造的医疗经验和医学知识，并在医学理论上进行了创新，使我国古代医学理论系统化、完整化，形成了祖国医学的理论体系，给我国古代医学的进一步发展奠定了理论基础和实践基础。但是由于《黄帝内经》成书的时代局限性和《黄帝内经》作者的阶级局限性，使《黄帝内经》一书的唯物主义思想和辩证观点还是朴素的、自发的、不彻底的，因此，其中还夹杂一些不切实际的东西，特别是对有关医学发展史方面的一些看法更是错误的，表现出了历史唯心主义观点。《素问》的《上古天真论》《移精变气论》《汤液醪醴论》等篇章均宣扬了"今不如昔"就是其例。在继承发扬祖国医学遗产的今天，我们必须以伟大的毛泽东思想为指导，正确地对待《黄帝内经》。

（1975 年）

略论宋以后祖国医学的发展

及对所谓"儒医"一词的剖析

宋以后，我国封建社会逐步发展到后期。地主阶级为了维护其反动封建统治，把它在初期曾经坚决反对过的为反动奴隶主阶级服务的儒家思想，又从历史垃圾堆里捡起来转而奉为无上至宝，并把朱熹"加工"过的儒家思想定为官方思想，从各方面向全国人民强行灌输，对广大人民进行麻痹和毒害。严重阻碍着社会进步和科学文化的发展。

由于地主阶级对农民残酷的压榨和剥削，激起了多次大规模的农民革命和农民战争，给予封建地主阶级及其所鼓吹的儒家思想以沉重打击，动摇了他们的反动统治。在农民革命推动历史前进的巨大影响下，法家坚持革新、反对复辟倒退的政治路线和唯物论的自然观，对我国生产和科学技术的发展，起了积极的促进作用。

激烈的儒法斗争对祖国医学的发展也产生了深刻的影响。一些进步的医学家，冲破腐朽的儒家思想的束缚，在自己的医疗活动中，学习劳动人民防治疾病的经验，勇于实践，大胆创新，有所发现，有所发明。如在病因学上出现了"三因论"；在病理学上出现了世界首创的法医学，在免疫学上用人痘接种预防天花取得了很大成就，并流传到国外；在治疗学上，出现了我国医学史上的寒凉派、温补派、攻下派、养阴派等流派，尤其到明清时期温病学派的出现，更为祖国医学治疗急性热性病提供了可靠的实践经验并建立了理论基础。内科、外科、妇科、儿科、针灸科等都得到了进一步发展，还产生了眼科、喉科、伤科等新的专门学科和卒中、痨病、血证、痘疹、梅毒、麻风、霍乱、痢疾、疟疾等病证的专门著作。明代著名医药学家李时珍长期跋山涉水，栉风沐雨，踏遍祖国大地，拜劳动人民为师，认真总结劳动人民的医药经验，写出了世界闻名的药物学专著《本草纲目》，为我国人民的医药事业做出了巨大的成就，为世界药物学、生物学、植物学等科学的发展也做出了应有的贡献。清代张飞畴大胆地从理论上否定了宣扬宿命论的宋儒运气学说，写出了《运气不足凭说》的文章，批判了儒家所鼓吹的反动程朱理学。具有革新精神的医学家王清任，在清代儒家路线的统治下，冲破重重障碍，坚持进行对人体结构的观察研究，大胆实验，经过几十年的努力，写出了《医林改错》一书。有力地批判了儒家的唯心论的天才论及"生，事之以礼，死，葬之以礼，祭之以礼，可谓孝矣"的反动说教。这些进步的医学家反对因循守旧，在劳动人民创造和发展医药学的伟大斗争中，敢于根据自己的实践经验提出新的见解，这是对儒家"信而好古，述而不作"的复古倒退思想的有力批判，对医药学的发展起了一定的促进作用。

但是，在长期的封建社会中，特别是在宋元以后尊经崇古成风的背景下，进步医学家同儒家的斗争是经历了艰难曲折的。

东汉时期，儒家路线占统治地位，非常轻视医药。汉末医学家张仲景曾经说过："当今居世之士，曾不留神医药，精究方术……但竞逐荣势，企踵权豪，孜孜汲汲，唯名利是务。"正表明了当时士大夫对医药的蔑视心理。而稍早于张仲景的外科学家华佗也曾经说"耻以医见业"。至唐代，医被列之"技艺"，人们更不屑为之。到了宋元以后，由于反动理学的强行灌输，医药则更是受到鄙视。处在这种环境下，一些医学家为了提高自己的社会地位，以便更好地从事医药事业，也打出了"儒家"的旗号。他们把医拟比于儒，以抬高医的身价，说："斯医者虽曰方技，其实儒者之事乎""医术比儒术固其次也，然其关性命，非谓等闲。……吾闻儒识礼义，医知损益。礼义之不修，昧孔孟之教；损益之不分，害生民之命。儒与医岂可轻哉！儒与医岂可分哉！"而林亿等在校正医书写序送赵宋时就自称为"儒医"，就充分说明了这一点。张子和把自己医疗实践经验的记录取名《儒门事亲》，也反映了这种思想。同时也有开始习儒，仕途未遂而改为业医，并在医疗实践中转为反儒的，许叔微、张元素、李庆嗣等是其例。当然儒家为了在各方面推行儒家路线，企图把医学置于儒家思想的统治之下，并利用医学欺骗麻痹人民，也讲一点医，从而把"儒"这顶帽子狡猾地强加在"医"的头上。如司马光写了一本《医问》，就是这种思想企图的反映。由于上述种种，儒和医就被人为地捏在一起，在我国开始出现了所谓的"儒医"。南宋初期洪迈著的《夷坚志》说："有蕲州谢与权，世为儒医。"这就是我国历史上有关"儒医"一词的最早记载。"儒医"一词的出现，丝毫不能表明儒和医是融合在一起了的，而只能表明儒和医在表面一致的情况下，实际上存在着错综复杂的两种思想和两条路线的斗争，这是我国医学历史的真实。

现在有人对"儒医"一词，不加历史分析，把儒和医混在一起，把祖国医学史说得一塌糊涂，完全否定古代医学家在人民群众推动下对祖国医学发展所起的作用，这是不对的。

把他们笼统骂为"儒医"，这就不仅否定了我国古代医学家在祖国医学发展中的历史作用，而且在客观上从医学领域美化了儒家，从而把总结

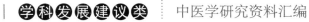

劳动人民的医疗经验，促进祖国医学发展的功勋写到了儒家身上，这是十分荒谬的。我们必须认真学习马列著作和毛主席著作，以辩证唯物主义和历史唯物主义武装头脑，提高认识，正确对待医学史中的一些问题，以利于祖国医学的更大发展。

（1976 年）

保持中医药学的特色在实践中的发展

依据辩证唯物论和历史唯物论的观点："一切真知都是从直接经验发源的。"我国历史悠久，地大物博，人口众多，这就给创造和积累直接经验准备了优越的条件。我们祖先就是在这种优越条件下，在生产斗争与疾病斗争的长期过程中，逐渐积累了大量的直接经验，在朴素辩证法思想指导下，通过对这些大量的医疗经验、生活经验和解剖经验的整理、总结、升华，使之上升到理性阶段，创造了我国独特的中医药学理论体系。

这个理论，来源于人们实践的直接经验，有牢靠的经验基础，在指导数千年医疗实践的活动中，又不断地创造了新经验和完善发展了理论。它以阴阳、五行、脏腑、经络、营卫、气血、精、神、津液以及六淫、七情等理论知识，阐明了人体与自然和社会环境的统一性及人体各部组织的相互联系、相互依存、相互制约的整体关系；阐明了人体解剖、生理、病理、病因、发病、诊断、治则、治法、预防、养生等知识；体现了整个医学世界的变动不居。正是这一理论思维，使中医药学的临床医疗工作摆脱了"刻舟求剑""守株待兔"的形而上学的羁绊，而变得生动活泼、充满生机。从而构成了中医药学辨证施治的特色，构成了中医药学与其他医学的质的区别，故历数千年而未衰，至今犹屹立在世界医学之林的东方。

然而由于社会历史条件的限制，中医药学未能与现代科学结合。所幸的是，党和国家对中医药事业十分重视，尤其是近几年，发展中医药学的各种工作都是卓有成效的。

现在大方向都明确了，就是继承发扬中医药学；有继承有发扬，不继承就不好发扬。但继承到什么时候，又怎么发扬呢？现在就有不同看法了。有人认为不能老是继承，有人则一说发扬就是西医。我认为现今的学术，一切要从病人出发，临床上中西医合作完全必要，但决不能代替学术上的中西医结合。学术上的中西医结合必须要在理论上有机地结合在一起，当然这不是短时间内就能解决或改变的。目前临床上用中药加西药，或用西医的诊断、西医的理论，最后用中药处方，或中药与西药同时使用，这都不是中西医结合。

中医有中医的特点，目前越来越受到世界的欢迎，正说明了它的生命力，这主要因为它是在实践（多数是通过人实践的）中诞生的，这与西医的实验基础不一样。

客观地讲，动物实验是必不可少的，是需要的，但这只能作为参考，如果把这些等同于人的话就错了。

中医学术越来越为世人所认识、所接受。可以说，科学越发展，则中医越易被认识，越能揭示其内涵。因此我们希望科学更快地发展。中医有不少内容，因受科学发展程度所限而未被揭示，并曾受到批判，现在则不同了，如"五运六气"，以前是被批判的，现在则创造了"气象医学"，又受到重视了。当然这只是一个例子，类似事例还有很多。

的确还有不少中医内容我们还没有认识它，准确地讲是现代科学还未认识它。有学者因此而认为中医是不科学的，这是不妥的。应当说中医学不是现代实验科学的科学，不是现代科学概念的科学。因为谁也不敢说古代科学就不是科学，否则所谓"科学史"不就成了一堆废纸了吗？所以，中医学是科学，是古代科学，它有丰富的科学内容，中医的理论术语保持着原来的、固有的科学面貌，在语言上没有现在的时代特征，更有不少词汇现在还找不出相应的词句代替它，这些是需要发展的。

此外，中医的理论可以指导中医的实践，这能不能发展？我认为能发展。因为中医学在古代就是不断发展的，现在仍可以发展，只是目前中医的这种发展太慢了，否则跟不上时代的步伐，别人就不能理解你，更不易掌握。

如何评价这些年来的继承工作呢？学术上是怎样发展的，我认为有以下几方面。

（一）中医要保持特色

中医的特色，简单地讲就是"辨证施治"。"辨证施治"不是中医理论，而是中医临床工作的思维方法，这种方法是非常科学的，要保持。从理论上而言，中医需要发展。中医理论是朴素辩证法，这是中医的一大缺陷。主要在于它解释事物笼统，不太清楚。如诊断"肝气郁结"或"肝气不舒"等，可能治疗原则相同，但不同的人开的药物就不会一样，这种情况西医就不存在。我认为，这就是中医理论不能适应实践工作的需要，理论的哲学基础是朴素辩证法，就决定了理论的笼统性。但临床工作中的辨证施治，又要求具体问题具体分析，非常具体，那么理论上的笼统与在临床上要求的具体就很不相适应。中医的理论是来之于临床的，所以搞基础也要搞临床，不然你就不可能对中医有深刻的理解。

就目前而言，发展中医的关键应有两方面内容（或步骤）。

（1）用中医传统思维观点，把中医的理论系统化。用传统理论思想，又用这个时代的语言来把古代的内容加以系统化，加以整理。同时在传统理论的指导下，继续实践，继续创造经验，不断总结。这样也可以丰富理论，在理论上使它更系统、更完善。

我们完全可以在不违背古代内容的基础上，把它解释得更清楚，说得更明白。只有这一工作做好了，才能为中医现代化创造条件。简言之，中医理论系统化了，完善了，丰富了，那就容易现代化了。

（2）在实践基础上，在我们的医疗实践工作中，利用现代科学手段，采用现代检查中的一切手段，来为我服务。但既不能为西医所做出的结论牵着鼻子走，更不能不相信它，因为它是客观存在的。

如治疗肾炎、蛋白尿，某些医生只知道用党参、黄芪等中药，不会辨证加减，因而时常效果不好。但当肾炎症状消除了，只有尿蛋白存在时，你又不得不相信病仍未好，有蛋白即是个客观存在。所以，我们有时需要借助现代科学技术，来进一步认识人体内部的变化。即把这种变化当作症状之一，什么时候它占主导地位，什么情况下它是次要的，什么情况下它根本没有价值。如有的发热或血压高，单纯退热、降压有时无效，而中医辨证用药效果却很好。那么，为什么还要有西医仪器检查呢？就是要大量积累资料，积累之后，再用中医理论，用中医的辩证思维方法来对这个治疗进行分析，找出新规律，把现代检查纳入辨证施治中去，以此发展辨证施治，我讲的辨证施治发展，就是这样来发展的。

我们的中医院不要怕含西（医）量高，关键是我们要善于利用这些手段、这些设备来丰富中医，而不是被它牵着鼻子走。我们不能因为新东西出现而害怕，中医发展需要这些东西。我们就是要在实践中采用一切西医的检查手段，通过积累的资料和经验，做全面分析总结，找出新规律，这样才能发展中医，而不是关起门来中西医结合。

（二）中医现代化问题

中医最终要发展，必须要实现现代化。所谓现代化，不是西医化。它是要用现代的科学、技术来对中医的基本理论和实践经验，根据中医药学的内部规律，进行认真的、实事求是的科学研究，通过这样长期的研究，用现代科学揭示中医的科学内容，把它提高到现代科学水平，或者说用现代的科学来进行阐述，这个工作很漫长，我们只能一步一步走。

（1997 年）

动态利用现代检测手段促进中医发展

　　卫生部原部长高强在1月8日召开的2007年全国卫生工作会议上指出："中医有很多问题值得研究探讨，比如，现代医学的检测手段是为现代医学服务的，而中医不是这种思路，中医讲究的是全身治疗、整体治疗，大量使用现代医学手段对中医发展是利还是弊，值得研究。"表明了"问题意识"的出现，这就是智慧。只有发现问题，提出问题，研究问题，才有可能解决问题，使事物得到发展。

　　我国存在的中医、西医是两个不同理论体系的医学，分别属于东、西方的文化范畴，二者的学术思想基础有着质的差别。现代医学检测手段，是为现代医学服务的，完全适用于以"还原论"为哲学基础的西医药学，而对于中医药学来说，它就是一把"双刃剑"。用得好，它可以帮助中医药学发展；误用了，它则可以导致中医药学丧失疗效，最终使中医药学归于消亡。

　　1976年，我为岳美中老先生在西苑医院创办的培养全国高级中医人才的"中医研究班"讲课时，就提出了要"利用西医一切检测手段来延伸我们的感觉器官，以看到病人深一层的病理变化"。但这只能以中医的辩证思维来利用，绝对不能以静止的、孤立的、形而上学的思维利用，被西医的结论牵着鼻子走，而使中医"西医化"。毛泽东先生说过："形而上学最省力，辩证法是要用气力的。"某些人多年身居中医管理工作要职，从来不顾中医药学东方文化的特点，总是把西医检测手段当作普遍真理和万能方法机械地对中医进行误导，以致造成全国大部分中医院不姓"中"，大部分中医人员"西医化"，中医药学的特色和优势不能很好发挥出来，医疗质量普遍下降。

记得20多年前，北京一位大学教授患浮肿病，化验检查发现尿中有"管型（++++）"确诊为"肾炎"，休学在家治疗，就诊于北京某医院一位所谓"肾炎专家"的老中医，治疗一年多，吃中药300余剂无效，病人尿中管型（++++）未变，医生处方中党参、黄芪等温补脾胃药物也不变。这就是抛弃了中医特色、追逐西医化验结果而不辨证施治所使然。病人遂改弦更张，以自己的医药知识，自购河南某药厂生产的以西瓜为主要药物成分的中成药服之而愈。

又如"文革"之前，有一女孩，年17岁，被湖北中医学院附属医院收入十二病房治疗，全身浮肿，微有咳嗽，发热恶寒，小便短小色黄，血压高，化验检查尿中有蛋白，诊断为"高血压型急性肾炎"，用中药治疗寒热表证迅即消退，而余证未减。主治医生力主按西医检测手段所得结果用药以治之，于是中药里有所谓"降压"作用者如杜仲、黄芩、夏枯草等等都集中用上，如此治疗了很长时间，诸证不见消退。正值这位主治医生黔驴技穷而无奈时，一人提议用"葶苈大枣泻肺汤"一试，服后小便如涌，尿中蛋白消失，血压亦降至正常而出院。

更有甚者，当所谓"肝炎"高发之际，有些病人右胁隐痛，腹部膨满，大便稀溏，食欲不振，两手不温，明明是中焦虚寒证，当温补脾胃为治，但因化验检查诊断为"乙肝"，为"病毒"感染，遂治以清热解毒，用茵陈蒿、龙胆草、板蓝根、鱼腥草、虎杖、栀子、黄柏等苦寒药诛伐无过，致中阳竭绝，甚至三焦隔绝病危，而仍不醒悟。

用中药治病，违背了中医认识规律，把西医的检测手段及其结论，用搬运工人的工作方法，从西医学里完整不变地搬运到中医临床上来，是不会有好疗效的，这已为无数临床医疗实践所证实！利用现代科学技术，只喊口号，玩弄概念，没有具体思路，犹"齐人拔苗助长，非徒无益，而又害之"也。今有提出对现代科学技术要"为我所用"者，这种"为我所用"的提法虽较前进了一步，但仍然没有阐明现代科学技术怎样"为我所用"？"我"怎样"用"现代科学技术而不使其"把我西医化"？故"为我所用"实为毛泽东先生早年提出的"洋为中用"在中医领域里的同义语，只有原则，感觉抽象，缺乏具体而明确的思路。根据以往经验和人们避难就易的习惯，人们还是很容易走上西医固有的结论上去。为了正确利用现代科学技术促进中医药学发展，中医自己必须付出艰苦劳动，创造条件，促使现代科学技术的利用发生转化，从对其静态利用，转化为对其动态利用，随人身疾病的整体变化而给其定位，从而取消其"决定一切论"。因而中医在医疗实践中，根据需要与可能，对现代一切检测手段小到体温计、听诊器、一般化验检查，大到彩色B超、CT、核磁共振等都要利用，积累资料，到一定时候，以中医药学的理论知识和实际经验为基础，用辩证唯物论的立场、观点和方法，对大量的占有资料进行整理、研究、分析，找出新的规律，把它纳入辨证施治中去，创造性地发展我国中医药学的"辨证施治"，使中医药学诊断现代化。

（2007 年）

关于中西医结合与中医药现代化的思考

江泽民总书记在全国政协九届四次会议教育医药卫生联组会上的讲话指出："中医药学是我国医学科学的特色，也是我国优秀文化的重要组成部分。"在经济全球化的今天，世界各民族的文化都要发生激荡、碰撞和交流。在这种情况下，各民族都要坚持各自的文化特色，有选择地吸收其他民族的先进文化，与自己的传统文化融合，以促进本民族传统文化的发展。

一、有关中西医结合

约在 1953 年，毛泽东主席提出了："把中医中药的知识和西医西药的知识结合起来形成我国统一的新医学、新药学"。约在 1958 年，报纸上出现了"中西医合流"的提法。不久，报纸上又提出了"中西医结合"，取代了"中西医合流"的提法。但从来没有讨论过"中西医结合"的定义，至今概念不清楚，认识不统一，故在实践中带有极大盲目性。所谓"中西医结合"，在实践中一般有下列几种做法。

（一）临床医疗方面

（1）中医、西医一起治疗同一病人。

（2）中医或西医用输液加中药，或西药加针灸、按摩、导引、行气、太极拳等。

（3）西医治疗中，先用中药后做手术。

（4）中药、西药并用。

（5）针刺或中药麻醉后进行西医外科手术。

（6）小夹板固定治骨折"动静结合"。

（7）所谓"辨病辨证相结合"。

（二）书面文字方面

（1）西医学病名、理论，附一个中药处方或附分型几个中药处方。

（2）几句西医理论术语，再加几句中医理论论述语凑在一起。

（三）教育方面

开办中西医结合专业教育。

《论语·子路》说："必也正名乎；……名不正则言不顺，言不顺则事不成。"现在应该"循名责实"了。其实，上列临床医疗方面的第（1）、（4）、（6）点，是中医西医在医疗工作中的合作共事，第（2）、（3）、（5）、（7）点，是中医或西医在医疗工作中用两法治病。二者在医疗工作中需要时都是对的。如只是为了多卖药多得钱，以职权谋私则是不对的。但其都不是学术上的"中西医结合"。至于"中西医结合"的定义，我认为即是毛泽东主席所提的："把中医中药的知识和西医西药的知识结合起来，形成我国统一的新医学新药学"。所谓"结合"是一个哲学概念，新近人们称"融合"，它不是把两个毫不相干的东西拼凑在一起，上列书面文字方面的（1）、（9）点，所述中医、西医双方的内容都是毫无内在联系的，与中西医结合毫无共同之处。这种纸上的中西医结合且又缺乏辩证思想内容，于学术，于医疗，都是毫无意义的，既无助于提高疗效，也不能促使学术向前跨进半步，只是浪费笔墨纸张而已。

从长远观点和总体上看，"中西医结合"这一提法还是对的。只是要达到这一目的，根据四十多年的实践经验证明，其为期尚感十分遥远，是

30 年，50 年？我不知道。然它必待我国中医、西医的继续发展，两种医学模式的转变，才可能自然进到"瓜熟蒂落"，形成我国真正学术上的辩证的中西医结合。因而，现在过多地强调中西医结合，是没有什么好处的。然根据医疗实际的需要，必要的中西两法治病还是可取的，但不应该把它混称为"中西医结合"。绝对不能是用西医的一套理论体系，加上一个或几个中药方，也不能是中西两个不同理论体系的内容毫无内在联系地拼凑在一起。至于开办中西医结合教育之事，20 世纪 70 年代初，在"文革"期间所谓"中西医结合是我国医学发展的唯一道路"错误思想影响下，中医学院复课招收工农兵学员，把"中西医结合"作为学员的培养目标。但没有真正"中西医结合"的学术内容可供开课，只能还是中西医教师各讲各的，中医教师讲中医课，西医教师讲西医课。无怪乎学员反映说："老师堂上各讲各的，专让学生来结合。"今又在大学本科教育中开办"中西医结合专业"，也只是在学制规定年限内，将中医、西医课程比例约各占一半地开设课程，也由中西医教师分别讲授，还是各讲各的专业知识课。这种"中西医结合专业"的本科教育，实际上是培养掌握"中专水平"的"中西医两套本领"的人才，或又叫作"两个中专"水平的人才，可供目前缺医少药基层需要（所谓"多面手"）。然从医学人才而论，只是两个"半瓶醋"而已。若是两个半瓶醋，如果倒在一个瓶中装，还可以成为一个"满瓶醋"，而医学科学则不同，两个不同理论体系的中西医学的"两个中专"，即使加在一起，也提高不了其任何一种医学理论和治疗效果，仍然是两个"中专"水平。这种"中西医结合专业"的本科教育，所得到的"两个中专"水平，虽集中在一人之身，但医学实质仍然是"一中一西"而不互补。中西医学"两个中专"的"一加一"并不等于"二"；中西医学"两个中专"的"一加一"，也不等于"一"；实际上中西医学"两个中专"的"一加一"，只是等于"两个零点五"。回想 20 世纪 50 年代，我国创办的"西医离职学习中医班"，在全国各地抽调具有高等医学院校毕业、临床数年取得主治医师以上资格的西医专业人员，脱产集中系统学习中医药理论知识和实际经验两年至两年半，在课程安排上，没有体育、外语和其他一些"苛捐杂税"课，政治课也比现在中医本科的政治课为少，以培养专门的高级中西医结合人才。结业后回到医疗单位进行中西医结合工作，有的还集中在一起进行中西医结合的研究。然至今已四十余年，仍然未出现一个真正的在学术上已经阐述清楚其理论机制的中西医辩证结合科研成果。医疗效果也并未提高。因而，西医学习中医的人员颇有感慨地说："西学中，两头空。"他们感到。"用西医方法治病，不如西医专家；用中医方法治病，又不如老中医。"由此可见，我国医学要实现学术上真正的"中西医结合"，还有待中西医两种医学的继续发展，两种医学模式彻底转变了，才有可能。《马克思恩格斯选集》曾明确告诫人们："蔑视辩证法是不能不受惩罚的。"肆无忌惮地违背医学科学发展规律的强行者，终究是要付出代价的！

二、有关中医药现代化

（一）中医药理论现代化

利用现代科学的知识和方法，根据中医药学的内部规律及其特点，对中医药学理论进行客观的、实事求是的、认真细致的研究，揭露其内容的科学实质，用现代语言加以阐述，赋予其时代的特征，把它纳入现代科学的轨道，以促进现代科学的发展。对此，绝对不能以西医学的已有的理论为标准。中医现代化，绝对不能是中医西医化。没有真正地保持中医药学特色的现代化，中西医结合是绝对不可能的。

（二）中医诊断现代化

在中医临床医疗工作的实践中，除运用中医传统诊断方法外，还要利用现代科学检查的一切手段和方法，小到体温计、听诊器、化验检查，大到 CT、彩色 B 超、核磁共振等都应加以利用，以延伸我们的感觉器官，看到人体疾病深层次的病理变化，但绝对不能被西医学已有的结论牵着鼻子走，应大量积累客观资料，然后用中医药学的基本理论作为思想指导，对占有的大量资料进行认真细致的整理总结，以创造性的劳动，找出新的规律，把它纳入辨证论治的轨道，以发展中医药学的辨证论治。

在利用现代化科学技术检查手段的时候，切忌西化，切忌被西医学的已有结论牵着鼻子走，而丢掉自己的优势，丢掉自己的思维方式，丢掉自己的灵魂。数十年的经验证明，中医西医化害人害己，是绝对没有出路的，只能断送自己的民族传统文化，而为西方的文化霸权主义服务。

（三）医院管理现代化

1. 用电脑监控全院

①门诊：医生看病、处方、划价、收费——挂号费、诊治费、检查费及药费，皆输入电脑并输送到有关科室的荧屏上显示，病人即直接到科室检查和取药。②病房：科室医生用电脑监控病房病人，医院可用电脑监控全院各科室病房。③药房：用电脑监控药房和制剂室工作。

2. 历史资料

根据历史资料找出各地高发病和多发病及其与季节关系的规律，找出各个医院治疗某些疾病的优势所在及其用药规律，以便重点发展其医院的专科专病，并有计划地对其疾病治疗的有关所需药物提前生产和备制，从而做到按时足量提供。

（四）中药种植现代化

种植每一种中药，就是要根据其药的要求，规范种植季节、选择良种、种植方法、环境条件（山区、平原、水泽）、土壤、气候、水肥、田间管理、收获时间、初加工方式、保管手段（包装、贮存、运输）。

（五）中药饮片炮制现代化

在中药材加工饮片过程中，除鲜药外，对其或洗或润或浸泡都需用清洁之水，对所浸泡之药有多少、需用多大容器、加多少水，和在春夏秋冬不同季节里各种泡多少时间，都应给以规范，并根据不同药物的特点，规范各药或横切片，或直切片，或斜切片，及每种饮片的或厚或薄和每片的厚薄匀称，以使其外观整洁，煎煮时饮片出汁均匀，确保药效。

根据各种中药发挥最佳效用和传统炮制方法的要求，规范其中药炮制的各自标准，如需炒黄的中药，炒黄到什么程度为好，这就需要规定什么中药，有多大量，用多大锅、多大火，炒多长时间，炒黄到什么程度，也用"比色器"进行比较，炒出合格的中药炮制饮片来。又如中药需要加辅料炒者，是酒，是醋，是盐水，是蜜，多少药加多少酒或多少醋，或多少盐水，或多少蜜，用多大锅、多大火，炒多长时间，到什么程度，都要加以规范。

（六）中药药形现代化

中药治病的给药方式，用传统的煎汁服用方法，是有诸多不便，应该在保持药物治病效果的原则下，积极进行剂型改革和增补新的给药方式。近几年投资兴办药厂生产的中药"颗粒"，虽服用方便，但疗效不佳——原因当是：①生产颗粒前的中药原料未曾认真遵古炮制。②各种中药颗粒，是数个单味颗粒兑冲服用，而经全方共煎合煮以发生综合变化而见减毒增效之用。且中药颗粒之价，高出原汤剂三倍之多，在当前经济情况下，不少人还是有些承担不起，而且是不节约的。

（七）方剂配伍理论现代化

2001年11月30日第一版《健康报·中药方剂配伍初见端倪》报道："……该研究在对六味地黄汤、清开灵等5个示范剂配伍的物质基础研究中发现，在饮片不同配伍的情况下，药材中化学成分溶出情况不同，而且有新的峰出现，揭示不同的配伍可能引起药效成分变化，产生新的化学成分，这种新化学成分可能成为配伍疗效的基础。药效研究从整体、器官、细胞水平出发，针对药物对不同的系统、靶位的作用及其原理进行探讨，

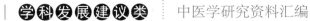

发现通过饮片配伍的变化，可以起到整体增效减毒的作用。"这项研究证实了中药方剂配伍的科学性，但只是发现了一个苗头，研究工作还要继续深入，还得做大量工作，要研究各个中药方剂不同配伍的各自特殊功效，要研究相同中药方剂内各药用量不同比例的功效变化，还要研究中药方剂配伍中的"君臣佐使"理论。

（2003 年）

从实践的观点看我国中西医结合的成败

　　近年来的考古发现与文献上有关神农炎帝的记载，说明早在新石器时代，距今八千多年甚至上万年前，不仅在黄河流域，而且在长江流域中下游地区，就有了原始农耕文化的产生和发展，令人信服地证明了中国历史上的确存在一个神农时代。谓之神农何？古之人民皆食禽兽肉，至于神农，人民众多，禽兽不足，于是神农因天之时，分地之利，制耒耜，教民农作，神而化之，使民宜之，故谓之神农也。表明在上古时期，由于"人民众多，禽兽不足"，禽兽肉不足以供食用，我国先民经历了一场严峻的生活革命，在"饥不择食"的情况下，抓到什么吃什么。于是吃到稻菽菜蔬而腹饱体舒，精力增强，而吃到藜芦则出现呕吐，吃到麻黄则出现汗出，吃到大黄则出现泻下，吃到车前则出现尿多，吃到乌头则出现瞀闷，甚至导致死亡等，此即《淮南子·修务训》所谓"神农乃始教民播种五谷，相土地宜燥湿肥硗高下，尝百草之滋味，水泉之甘苦，令民之所避就，一日而遇七十毒"也。然而事物总是具有二重性。有人吃了藜芦呕吐而胸膈呕恶之证去，有人吃了麻黄汗出而肌肤寒热之证退，有人吃了大黄泻下而腹胀便秘之证已，有人吃了车前尿多而尿少涩痛之证除，有人吃了乌头瞀闷而肢节疼痛之证消等。经过无数次的实践，先民们逐渐地意识到：藜芦有促呕吐作用，可以消除胸膈满闷呕恶；麻黄有发汗作用，可以消除肌肤寒热；大黄有泻下作用，可以消除腹胀便秘；车前有利尿作用，可以消除小便淋沥涩痛；

乌头有大毒，有麻痹作用，可以消除肢体疼痛。于是有意识地分别将各物用于消除各自适应的人体病证，从而发明了原始医药。2001年浙江萧山跨湖桥新石器时代遗址出土了"盛有煎煮过的草药的小陶釜"，足以证明我国在上古时期就发明了医药。之后，通过临床医疗实践，又从单味药治病发展到数味药和合配伍的复方治病。

古人为了认识自己，认识人类本身，将人放在天地万物的自然环境中，观察人与自然环境的相互关系，观察自然环境对人的影响和人对自然环境变化的适应状况，保持人与自然环境的和谐统一。又将人与自然环境分离，通过长期观察人的生活活动和临床医疗活动、人体及其各部组织的生理功能活动和病理变化，并通过如所谓"殛鲧于羽山，副之以吴刀"等的尸体解剖，正所谓"其死可解剖而视之"者，而得到了人体内部组织结构的认识。从而使古人在人体内部与体表的组织结构认识上，在人体各部组织功能的正常活动与病理变化上，以及在人体疾病的治疗上，都积累了大量的实际经验。

我国社会发展到春秋战国时期，出现了"诸子蜂起，百家争鸣"。各种思想派别多得到了发展和成熟，冲破了长期以来巫教神学的羁绊，各门自然科学如农学、天文、气象、历法、数学等都取得了相当的成就，医药学通过长期医疗实践活动积累了极为丰富的实际经验，并对这些丰富经验有了规律性认识。由于冶铁的出现，改进了人体解剖的工具，更清楚地观察了人类自身内部大体组织结构。从而在大体解剖知识的基础上，采用当时最先进的哲学思想为思想指导，通过秦、楚、燕、齐、韩、赵、魏七国的相互交流，海纳百川地将各国长期观察医疗实践和生活实践所得的实际经验与理论知识，进行整理、总结、升华，创建了以"阴阳""五行""脏腑""经络""营卫""气血""精""神""津液""六淫""七情"和药物的"四气五味"，以及组方原则的"君臣佐使"等为内容的中医药学理论体系，它还包涵"汤液""醪醴""百药""砭石""针刺""灸炳""按摩""导引""行气""洗浴""药熨""焠刺""束指""膏敷""手术切除"和"心理疗法"等丰富多彩的治病和健身方法，从而写出了一部划时代的医学巨著——《黄帝内经》。

中医药学理论体系，深深植根于中华民族传统文化之中。它把人放在天地万物间，使人和日月往来、四时运行、寒暑变迁、海水潮汐等紧密联系在一起，与自然环境保持着平衡、和谐、协调的统一，形成了中医药学的整体观和发展变动观，体现了东方文化的特色，体现了中国医学特色，具有先进的辩证思维形式和符合发展规律的开放性质。这就规定了在中医药学的医疗实践中，不能"守株待兔"，不能"刻舟求剑"，必须根据疾病不断变化的客观规律，不断修改其治疗疾病的方法，做到"病万变药亦万变""随证治之"，做到"辨证施治"。从而确立了中医药学生动活泼的治疗观，体现了中医药学医疗工作的与时俱进思想。

这一中华民族传统文化的中医药学理论体系，几千年来，一直有效地指导了中医药学临床医疗实践的活动，保证了中华民族的繁衍和昌盛，也受到了医疗实践的严格检验，并在这个严格检验过程中，不断地从医疗实践中吸取新的养料充实自己而得到巩固和发展。同时，在与世界其他的医药文化交流中，我国中医药学对世界文明的进步产生过积极影响，也吸收了世界各国民族进步文化中对自己有益的医药知识和经验，充实和发展了中医药学。如1983年广州象岗发现约葬于西汉武帝元朔末至元狩初年（前122年左右）的南越王赵眜墓。墓中出土了产自红海沿岸的乳香，呈树脂状，重26克。表明了中医药学经常用以配方的乳香一药，就是吸收了他国民族的医药文化才有的。根据我国文献记载，中医药学的不少药物和药方，甚至还有理论叙述，都是来自国外其他民族医药文化，被中医药学吸收而融为一体的，如阿魏、苏合香、安息香、龙脑香、诃黎勒、没药、质汗、西洋参、高丽参、波斯青黛、波斯石密、天竺干姜、波斯皂荚、波斯盐、安南桂、倭硫黄、茴香草、葫蒜、蒟蒻、苜蓿、胡黄连等药和《肘后方》

中之方法存储"治中蛊毒方"、《千金翼方》中之"耆婆汤""耆婆治恶病方"、《备急千金要方》中之"耆婆万病丸"等方以及《外台秘要》中之"《天竺经》论眼"等，都已成为中医学这个"伟大宝库"中的宝贵内容。可见具有"天人合一"观念的中医药学理论体系，气势宏伟，胸襟宽广，对世界一切民族的医药文化，只要有益于自己发展，都是能够兼容并包纳为己有的，确实是一个开放系统。

在1840年鸦片战争中，西方国家用坚船利炮轰开了封关锁国的清帝国的大门，世界列强纷纷侵入了中国，使中国沦为半殖民地半封建社会，各国的洋商品充斥了中国市场。西方传教士也先后在我国澳门、广州、上海、北京等地开办医院，带来了西方的医药文化。中国人从此睁开了眼睛，看到了西方世界的文明和进步，有些人就感到愧不如人，产生自卑心理，一心向往西方，不加分析地盲目迷信西方的一切，误以为西方的一切都好，而自己民族传统的一切都不好，必欲铲除而后快，大叫"打倒孔家店""废除汉字""废止中医"，力主"全盘西化"，使自己陷入"民族虚无主义"的泥坑；另有些人在医学领域里则采用了"中西汇通"或"衷中参西"，企图将"中医""西医"二者加以融合而无功，即遭到"全盘西化"派的必欲"废止中医"的主张所否定。南京政府颁发的"废止中医令"，在全国中医药界和有识之士的坚决反对下被迫取消后，成立"国医馆"在"中医科学化"的口号下，一场以西医理论取代中医理论，从而取消中医药学和民族文化特色的学术变革积极进行着。至新中国成立后，大约在1953年，毛泽东主席批评了"轻视、歧视、排斥中医的资产阶级卑鄙心理"，同时，提出了"把中医中药的知识和西医西药的知识结合起来，形成我国统一的新医学新药学"，建立机构，培养人才，划拨经费，组织领导，1958年，在"超英赶美"的氛围中，在报纸上正式提出了"中西医结合"这一命题。于是，全国数十家医疗和科研机构对中西医结合的途径进行了积极而认真的探索，数十家医药刊物对此项工作经验进行了及时的交流和宣传，至"文革"期间，报纸上更是发表了《中西医结合是我国医学发展的唯一道路》的文章，在全国医药卫生领域里又掀起了一个"中西医结合"的高潮，广大中西医结合工作人员，长期以来都在仔细寻找中医、西医的结合点，以求得到一个突破。但遗憾的是，至今仍然没有取得这一突破，因而也没有出现一个学术上真正的中西医辩证结合的成果。现在临床上所谓的"中西医结合"，实际上是中西医在医疗工作中的合作共事，或者是中西医的两法治病，无关于学术上的中西医结合也。

江泽民总书记说："一个民族如果忘记了自己的历史，就不可能深刻地了解现在和正确地走向未来。"同样，一个中医工作者如果忘记了中医药学的历史就不可能深刻地了解中医工作的现在并正确地走向中医发展的未来。因而有必要对我国近百年来中西医结合的历史做一简单的回顾。

历史是不会重复的。但历史上的情境、情势常常是有惊人相似之处的。鸦片战争后，世界列强凭借他们的坚船利炮以军事向我入侵，西方文化因之也涌进了中国，中国有些人见而迷惑，无能分析，一味崇洋，看不起自己民族文化，叫嚷"废止中医"，力主"全盘西化"。而当今之世，西方发达国家，则凭借他们的经济优势和所掌握的先进科学技术及对信息技术的垄断，以文化向我入侵，输送他们的价值观念和生活方式，并企图对我进行分化、西化。在我国对外开放政策的发展过程中，西方文化又涌进中国，中国曾受到过民族虚无主义影响而尚未肃清的某些人，在"中医现代化"口号下，偷梁换柱，鱼目混珠，以西医理论取代中医理论，以西医动物实验取代中医临床实践，以西医的辨病给药取代中医的辨证施治，以西医的现有科研方法取代中医科研方法的创造，在中医事业领域内推行西化，视中医药学如敝屣，把自己置于文化买办的地位，成为西方文化霸权主义在中国推销西方文化的义务推销员。这就导致了中医药学理论的严重危机，使中医药学疗效明显下降，自然也就无助于中西医结合之事了。

中西医结合，虽然只是1958年才被提出来的，但是要把"中医""西医"这两种医学融合成一体的思想已经有一百多年了。然在前数十年里，它是医家自己的追求，医家们根据自己的认识和理想，自主地终身进取，几代努力，未见成效；后数十年里，它在政治运动频繁的环境里，通过行政力量的推行，全国实施，仍然没有见到一个真正中西医结合的成果。相反，中医药学却受到极大的伤害。

既然一百多年来没有出现一个真正的中西医有机结合的学术成果，自然也就根本不可能有这种真正中西医结合实际成果的知识内容传授给学生，然而有人却偏偏无视历史事实，无视经验教训而非理性地在教育事业上违背医学发展规律，大肆贩卖所谓的"中西医结合"，实际上仍然是中、西医"老师堂上各讲各的，专让学生来结合"，妄想以此得到惊人成就，岂不愚而可悲也哉！这就充分暴露了其对中西医学术的知识和对中西医结合的认识之浮躁、浅薄和无知！

根据辩证唯物论的观点："真理的标准不是依主观上觉得如何而定，而是依客观上社会实践的结果如何而定。"中西医结合，经过一百多年的社会实践，至今没有找到一个结合点，没有找到一个结合途径，没有见到一个真正的结合成果，表明了在今后二三十年内真正学术上的中西医辩证结合仍然是不可能的。实践就是检验真理的唯一标准。

中医是我国古代人民在长期与疾病做斗争的医疗实践中积累了大量直接经验而总结、创造出来的，而西医则是在十五六世纪西方出现实验科学后产生的，二者产生的历史条件不同，社会背景不同，发展过程不同，理论体系不同，哲学基础不同，医学模式不同，二者不具有同一性，因而现在缺乏结合的基础。有些人明明知此，为了自己的既得利益却对此秘而不宣，岂不显得其用心太自私而少有科学家之气度也哉！

中医、西医，是我国存在的两种截然不同理论体系的医学，是东西方两种不同的医药文化，二者各有自己的内部规律，具有质的区别。根据辩证唯物论的观点，客观规律是不以人们意志为转移的。人们只能认识客观规律，顺应客观规律，利用客观规律，促进事物的发展和变化。因此，我们只能根据我国存在的中、西医两种医学各自的内部规律的发展需要，为其创造有利条件，促其按着各自的内部规律所规定的发展方向而不断发展、发展、再发展，发展到两种医学模式的转变，即西医学由现在"单一的生物"医学模式转变为"社会－心理－生物"医学模式，而中医学则由"古代社会－心理－生物"医学模式转变为"现代社会－心理－生物"医学模式。当两种医学都具有现代性质的相同医学模式，才可能形成一体，瓜熟蒂落，成为真正学术上的中西医有机结合，以实现一百多年来中华民族融合中西医学的梦想！实践证明，将人们的主观愿望，强加在两种医学这一客观事物上，违背了客观规律，结果是"非徒无益，而又害之"。人们应当引以为戒！

（2002 年）

在中西医结合过程中鼓吹中西汇通派是有害的

在我国存在的中西两种医学，是在不同的历史条件下形成和发展起来的，各有自己的特点，是两种完全不同的理论体系。在过去的很长一段时间里，买办资产阶级为了适应帝国主义对我国文化侵略的需要，崇洋媚外，在中西医之间挑拨离间，制造不和，拉一批，打一批，造成中西医的对立，严重妨碍了我国医学的发展。新中国成立后，伟大领袖毛主席，从广大劳动人民的健康出发，依据辩证唯物法的观点，提出了"中西医结合"创造我国统一的新医学新药学。这是解决我国中西医之间这一矛盾的唯一正确方法，是我国医学发展的正确途径，是我国医学发展的方向。

中西医结合，是我们伟大领袖和导师毛主席的伟大理想，是从我国兴起的医学领域中一场伟大的革命；中西医结合，将使祖国医学进入新时代，赋予它西医学的特色，把我国中西医的界限取消，形成我国统一的以辩证唯物主义为指导思想的新医药学。这种中西结合的统一新医药学，它应该"反映出中国的地理、气候的特点，反映出中国特产的药材应用特点，反映出中国各族人民的生活和劳动的特点"（1954年10月20日《人民日报·社论·正确地贯彻党的中医政策》）。因此，对祖国医学绝对不能搞"废医存药"，而不要中医只要中药，否定祖国医学理论、取消祖国医学辨证防治的所谓"西医诊断，中医治疗"，是无法创造出统一的新医药学的。

毛主席在《矛盾论》一文中教导我们："世界上没有绝对地平衡发展

的东西。"中西医这一矛盾的两个方面也是不平衡的。在解决这一矛盾，进行中西医结合的过程中，必须紧紧抓住这一矛盾中起着主导作用的矛盾的主要方面。祖国医学是我国古代劳动人民在长期的医疗实践中创造出来的，它里面有着丰富的实践经验和理论知识，是一个"伟大的宝库"，但它的理论还停留在古代，没有和现代科学结合，这就限制了我国医学的飞速发展。只有从临床实践中，用现代科学的知识和方法，对祖国医学的基本理论和实际经验，认真地探讨它的实质，以现代语言加以论述，从而把它提高到现代科学水平上来，与现代医学结合，在这个结合过程中，将淘汰中西两种医学里的错误部分，使这两种医学的理论都发生一个质的飞跃，成为一个理论体系，创造出我国具有民族特色的统一新医药学。所以毛主席特别向我们发出了"继承发扬祖国医学遗产"的伟大号召，并为我党制定了"中医政策"。这是根据中西医这一矛盾的主要方面决定的。它贯彻了辩证唯物法的重点论。我国中西医结合这些年的工作实践，证明了毛主席为我党制定了一个中医政策是完全正确的。没有继承发扬祖国医学遗产这一个前提，中西医结合就是一句空话，就是完全不可能的。

中西医结合，必须是在辩证唯物法的思想指导下，贯彻"实践第一"的原则，使两个完全不同的理论体系发生内在联系，有机结合，产生质的飞跃，形成一个统一的新理论体系，以促进我国医学的发展，推动世界医学的进步。这种中西结合的新型医学，是以往任何一种医学都不可比拟的，它只有在伟大的毛泽东时代根据马克思主义哲学才有可能被提出和被实现。在马克思主义改造世界的今天，在我国大搞中西医结合，努力实现毛主席伟大理想的今天，却有些人从我国历史上抬出了在资产阶级改良派影响下产生的"中西汇通派"来，大加称许，赞不绝口。他们说："中西汇通派……用西医的知识来印证和解释中医，汇通中西医学，这种革新精神是值得肯定的。"中西汇通派"突出的特点是中、西医药并用"，这"无疑是一大进步，是符合科学发展的需要的。"中西汇通派的这样一"印证"，这样一"并用"，就符合了"科学发展的需要"吗？完全不是这回事！近百年来我国医学实践证明，用西医知识印证祖国医学的理论和中药、西药并用，并没有使我国医学科学向前发展一点，也没有使我们对医学世界的认识向前跨进半步。相反，它却有害于祖国医学，阻碍了祖国医学的发展。因为"用西医知识印证祖国医学理论"的方法，其结果造成了以西医理论为衡量祖国医学理论正确与否的唯一标准，用西医理论来框祖国医学理论，框上了的就算科学，框不上的就不算科学，就给予否定，这就使人们的学术思想发生了混乱，给祖国医学带来了很大的损失。至于所谓"中、西药物并用"问题，我们认为，如果只以中国土生土长的树皮草根为中药而使用这些所谓"中药"的治疗方法为"中医治法"，只以化学药品或外来药品为西药而使用这些所谓"西药"的治疗方法为"西医治法"，这是不恰当的。因为祖国医学里千百年前就具有了并且使用了化学药品和外来药品，前者如朱砂、轻粉以及有关"丹药"等，后者如乳香、没药、阿魏、安息香、苏合香以及舶来茴香等都是。中西医药从本质上分，应该是在中医理论指导下，按照辨证施治的观点运用药物治病，就是中医治法，而这些药物就是中药；在西医理论指导下，按照辨病施治或对症治疗的观点运用药物治病，就是西医治法，而这些药物就是西药。在医疗工作中，根据当前尚未真正实行中西医结合的实际情况，在一定条件下，按照病人病情的实际需要，采用"中西两种治疗方法"配合而"中、西药物并用"是可以的，也是应该的。但把它作为治疗方向去提倡则是有害的，其结果造成了任意滥用"中药加西药"的治疗方法，给病人带来了不必要的用药痛苦和经济负担，增加了公费医疗的开支，浪费了国家的药品。

中西汇通派的思想和做法，是在"折中中西"明明给祖国医学的发展和人民的健康事业带来了不利，然而有些人却不顾事实对中西汇通派的思想和做法，偏偏要一则说"是值得肯定的"，再则说"是一大进步"，三则说"是符合科学发展的需要的"，甚至还说中西汇通派"学习了西洋医学之后，注意吸取西洋医学的长处，同祖国医药学相结合"。在他们的笔下，中西汇通派变成了中西医结合的先驱者。这样一来，或在客观上混淆了中西医结合和中西医汇通的界限，抹杀了中西医结合和中西医汇通的质的差别，篡改了中西医结合的实质，美化了中西汇通派而抹杀了毛主席的伟大理想，从而为中西医结合创造统一的新医药学制造了困难。正是中西汇通派思想的影响，加上民族虚无主义的作怪，祖国医学遗产得不到很好的继承和发扬，我国中西医结合的研究工作在很多地方开展不起来，进行不下去，而在教学、医疗和研究工作中大搞中西医药的混合。在不少教科书中，把两种不同理论体系的中西医学的理论，在表面相类似的地方给以牵强附会，硬凑在一起，或以西医病名为纲，在论述了西医的病因、病理、诊断、治疗等一整套理论之后，臆造出几个所谓中医证型附在下面，把祖国医学搞得零零碎碎，从属于西医的病名和理论之下，并且紧紧地套在西医病名和理论的框框之中；在医疗实践和科学研究中，不少情况下是搞"杨家将，一齐上"，中药西医滥用，或无视祖国医学的辨证施治，用西医的观点使用所谓"中药"，一种病固定使用一个方，一个方固定治疗一种病。这就严重地妨碍了我国中西医结合工作的正常进行，妨碍了我国医学科学的顺利发展，必须改变这种状况，才能实行真正的中西医结合，也才能适应我国社会主义建设事业发展的需要。

（1976 年）

论我国"崇洋媚外"思想的产生
及其对祖国医学的危害

江泽民总书记在党的十三届四中全会的讲话中指出："几年来……计较个人私利而不顾国家、民族整体利益，鄙薄自己的祖国和人民而崇洋媚外思想倾向滋长了……"崇洋媚外必然不顾国家、民族整体利益，必然鄙薄自己的祖国和人民，看不起自己民族的文化和科学技术，主张推行"全盘西化"。过去曾经称它为"殖民地奴化思想""民族虚无主义"和"洋奴哲学"等。现在我们来追溯一下它在我国产生的历史及其对我国民族传统医药学的危害，或许不是没有益处的。

本来，我们的国家，是具有数千年文明史的一个伟大的东方文明古国；我们的民族，是创造了灿烂的中国古代文化并为世界人民做出过一定贡献的一个伟大的中华民族。但是近一百年来产生了崇洋媚外思想，并时起时伏，一直没有得到彻底的肃清。

我国历史悠久，地大物博，人口众多，为我国人民的社会实践、创造经验和积累经验准备了优越条件。我们伟大中华民族的一份宝贵财富——中医药学，就是在这个条件下产生和发展起来的，它是我国民族的传统医药学。

中医药学是我国古代劳动人民在长期与疾病做斗争中创造出来的，是我国古代劳动人民长期与疾病做斗争的经验总结。它包含我国人民与疾病做斗争的丰富经验和理论知识，具备比较完整而独立的理论体系，内容丰富多彩，具有东方医学的特色，是一个"伟大的宝库"。几千年来，它保证了我国民族的繁衍和昌盛，受到了实践的严格检验，并在这个严格检验过程中，得到了巩固、丰富和发展，它总是随着时代的前进，吸取时代的养料，一步一步地把自己推进一个新的高度，它是在我国民族的临床医疗实践中创造和发展起来，符合我国民族医疗的实际，它在一千多年以前也开始走出国门，为世界其他一些国家的人民健康服务，并不断地对一些国家民族中符合中医药学需要的有关医药内容加以吸收、消化而充实了自己，这表明中医药学从来就具有不断发展的特点和开放的性质。但由于我国历史条件的限制，长期没有产生现代科学，从而使它没有可能和现代科学结合，而在理论体系上仍然保持着中国传统医学的面貌。虽然如此，但其理论是从大量临床实践的基础上总结出来的，有牢靠的临床实践基础，又长期有效地指导了临床实践，证明了它是具有科学内容的，因为实践是检验真理的可靠标准。然自 1840 年鸦片战争后，帝国主义侵入了中国，使中国沦为半殖民地半封建社会，而由于帝国主义侵略的结果，在中国产生了一个买办阶级。他们同帝国主义一道，在中国人民群众中推行奴化教育，灌输奴化思想，宣扬什么"中国有的，外国都有，中国所没有的，外国所独有。"竭力鼓吹帝国主义文化，诬蔑和摧残我国民族文化，因而在清朝末就开始出现"废除中医"的主张，继之以余云岫为代表，大肆攻击我国民族的中医药学，说出保存中医是"国耻"，必欲消灭中医而后快。至1929 年，南京政府竟颁布了一个违背人民心愿、损害民族利益的所谓"废止中医令"，企图一举在全国范围内把中医废除掉，结果遭到了全国中医药界的强烈反对，被迫取消"废止中医令"，于是，他们就对中医采取听之任之不闻不问，让其自生自灭的态度，使中医事业陷于无人过问而衰落的境地。至 1949 年 10 月 1 日，中华人民共和国成立了，结束了国民党南京政权的统治，改变了我国半殖民地半封建的社会面貌和社会性质，建成了社会主义的社会，党中央和中央人民政府对我国民族的中医药事业十分重视，提出"团结新老中西各部分医药卫生工作人员，组成巩固的统一战线，为开展伟大的人民卫生工作而奋斗"，并把"团结中西医"列为我国卫生工作四大方针之一，制定了中医政策，中医药事业有了待兴的希望。但是，殖民地奴化思想却也在一定程度上遗留下来了，而且影响很坏。1950年，在第一届全国卫生工作会议上，余云岫等三人联合提出了一个"四十年消灭中医"的计划，即所谓《处理旧医实施步骤草案》，旋而在全国得到了贯彻执行，采用登记、审查、考试（西医学）的访求，对中医淘汰多数，留下少数，加以改造，变成西医；王斌也发表了《在一定的政治经济基础上产生一定的医药卫生组织形式与思想作风》的文章，诬蔑中医为"封建医""只能在农民面前起到精神上有医生治疗的安慰作用"，而对中医采取了轻视、歧视和排斥的政策，造成了极坏的影响。于是，党中央遂撤销了贺诚同志中央卫生部党组书记的职务，公开批判贺诚同志的错误思想，崇洋媚外在医药卫生系统的思想影响得到了一定程度的清算，中医药工作发展了，陆续创建了"中医研究院""中医学院"和"中医医院"，西医综合医院也设立了"中医科"。中医有了自己的教学、医疗和科研机构，有了活动的舞台。然而，不幸的是，看不起中医药学的崇洋媚外思想并没有被完全肃清，它总是时隐时现，阻碍着中医政策的长度思绪，他们在中医药事业前进的道路上设置重重障碍，限制发展，中医始终被放在从属地位，由别人支配着命运，不让中医药学独立发展。有的人经常批评中医"保守""不科学"，而中医要求其拨款买科学仪器时，他们又说"中医还买什么仪器？"拒绝拨给此项经费。有的人否定中医治疗效果，说中医治病，是"鸡叫天亮，鸡不叫天也亮"，对中医治好的病，说是"自然转归"，而不是治好的；对中医治好疑难病证而不能说是自然转归时，则说是自己以前的论断错了，也不承认是中医治好的；对不能否认其诊断的，则说"只是近期疗效，远期疗效靠不住"。有的人把大量西医人员"塞"进中医事业机构内，并占据领导位置，用西方的观点和标准，强使中医进行西医化，如中医提出意见，坚持中医特点，就被斥之以"保守""故步自封"，以致中医学院附属医院的中医工作者感到走路都比别人矮一截，出现了"西医外科昂头走，西医内科摇头走，中医低头走"的局面。有的人在中医教育上，借口让学生掌握科学知识，塞进大量西医课程的内容，几乎占有整个专业学时的一半，以致学生在六年学习过程中，除政治、体育、劳动、放假和毕业实习外，实际学习中医药学知识的时间不到两年。有的人对待中药，则是像踢皮球一样，踢来踢去，不愿管理。有的人在"文革"的十年动乱中，更是严重摧残中医药事业，大砍中医医院，拆拼中医学院，批斗中医药人员，致使我国中医药事业出现后继乏人、后继乏术的严重局面。党的十一届三中全会后，党中央拨乱反正，重申了中医政策，下达了"（1978）56号"，提出解决中医队伍后继乏人的问题；全国中医、中西医结合工作会议确定了"中医、西医、中西医结合这三支力量要大力发展，长期并存"的方针；全国中医医院和中医高等教育工作会议又决定"保持和发扬中医特色"，党中央和国务院还决定和批准成立了"国家中医药管理局"，以统一管理中医药，改变中医、中药长期分离的状态，中医有了独立发展的机会，有了明确的发展方向，也有了自己的管理机构，从而开始了恢复和发展。中医医院得到了恢复和较普遍的建立，中医高等教育机构也得到了恢复，中医队伍人数也有了上升，并随着中央要求"干部四化"的落实，在中医专业机构里，基本改变了"西医在朝，中医在野"的状况。

但是，"冰冻三尺，非一日之寒"，我们中华人民共和国建立的时间还很短，只有四十多年，经济基础薄弱，吃饭的人有十亿之多，加上前些年的极"左"路线，出现了所谓"大跃进"和"文革"的折腾，致使我国建设事业没有得到应有的发展，科学技术和人民生活水平，同西方发达国家比较，还存在一个很大的差距，这样给崇洋媚外思想留有栖身场所，不能把它完全肃清。一些人对待民族的中医药学仍然怀有严重的偏见，在中医药事业发展的道路和经费上，受到的歧视依然如故；有的人在领导评定技术职称和科研成果时，对中医不组织同行评议，而是由绝大多数西医专家参加投票表决；有的人对中医教育，把只有一知半解中医药学知识的人送上大学讲坛，讲不出中医内容时，就大讲西医药学，人们讥之曰"粮食少，瓜菜代"；有的人利用课堂教学、临床教学、学生思想调查，散布中医理论不科学的言论，动摇学生的专业思想；有的人根本不懂医学，也借教育改革之机，骂中医药学是"封建"，大叫要塞进这门课程那门课程，以挤压中医药学的内容；有的人根本就不知道"科学"为何物，也装腔作势地指责中医"不科学"；有的人骂中医，又打着中医牌子冒充中医向上级有关部门骗取经费；有的人身为省卫生行政领导之一，为了严格控制中医，而诬蔑从事中医高等教育的老年中医为"复古势力"，中年中医为"中毒太深"；有的人厌恶老中医，意图贬低老中医在发展中医药事业上的作用，说什么"发扬中医药学，靠老中医是不可能的"，导致了中医学院排挤老中医现象的出现。尤其《中国医药学向何处去》一文和《控中西医论争史》一书，露骨地攻击了民族的中医药学，辱骂中医和否定中医政策，代表性地反映了我国医药卫生系统内崇洋媚外的心理。

这种看不起自己民族传统医药学的人，或许是少数，但能量却很大，他们在党政干部之间有，在青年学生之间有，在科技人员之间有，在西医药人员之间有，在中西医结合人员之间有，在中医药人员之间也有。

根据上述，可以看出我国中医药学一直是在艰难曲折的道路上发展的，故其教学、医疗、科研等各种专业机构普遍都是起步晚、规模小、底子薄、设备简陋、经费不足。加之自己的管理机构至今还是一座"空中楼阁"，有头无脚，而一个好端端的中医药学的整体又被"肢解"成两半，以致疗效不高，作用不大，步履艰难，困难重重，这种影响，是根本无法激发起我国人民的民族自豪感的。相反，它却能使人民失其民族自信，产生民族自卑感。中医学院的学生不巩固专业思想而捧着本西医书读，中医学院附属医院有的中医医生感到自己走路都比别人矮一截，可能就是这种心理的反映。因此，我国应加强对中医药事业的领导，给以必要的支持，以促进其得到较快的发展，并加强对中医药学的宣传，提高人们的认识，以改变对中医药学的看法和态度，这样将从一个侧面有利于我国人民的思想建设。

（1989 年）

附：

中共湖北省委员会副书记钱运录同志的批件

转南鹏同志及李清泉同志阅处。李今庸教授的意见值得重视，望请研究，在卫生工作中要十分重视中医。当今世界许多国家出现"中医热"，如果我们自己看不起中医，岂不是笑话？请酌。

钱运录
1989 年 10 月 20 日

再论我国中西医结合的成败

我国数千年历史发展中，在医学领域里，一直都展现出中医药学的一枝独秀。迨至 1840 年的鸦片战争爆发，世界列强用坚船利炮轰开了中国的大门，西方文化因而涌进了中国。随着列强对我国的文化侵略，西方传教士来到中国传播西方宗教，并办起了西式医院，从而中国开始出现了中医、西医两种医疗并存的局面。始而清末中医唐容川欲将中、西两种医学汇通之，然汇而未能通；继而民国西医余云岫在半殖民地社会思潮支持下大叫"废止中医"而强树"西医独尊"，欲使我国医学丢掉民族性，导致中医药学陷入了风雨飘摇之中！新中国成立后，毛泽东先生提倡"把西医西药的知识和中医中药的知识结合起来，创造我国统一的新医学新药学"，接着严厉地批判了当时卫生部主要领导人轻视、歧视和排斥中医的错误思想，并先后创办了中医科研、教学和医疗机构，以发展中医事业。在 1958 年，我国报纸上正式出现了"中西医结合"这一命题，并在全国范围内开展了"中西医结合"的探索，且先后两次掀起了"中西医结合"的高潮，然而我国在"中西医结合"的道路上，已经实践了 40 多年，几近半个世纪，耗费了大量人力物力，至今尚未能见到一个真正的学术上有机结合的成果，而且还在一片弘扬传统文化中医药学的声浪中、在一片中医药事业繁荣发展的赞歌声中丧失了中医药学的灵魂，形成了中医有其人无其术，名存实亡，名中实西，中医躯壳包藏着实实在在的西医内核，中医几乎人为地全然西医化。时至今日，此情此景，我们医药卫生界实有必要像我国文化界、社科界、哲学史界、美学界等一样，做一番认真的反思，反思我们对中、西两种医学文化本质及其发展规律的认识，反思我们对民族传统医学的感情和心态，反思我们以往在中医药研究上的观点和方法！

中医、西医，是我国现实存在理论体系绝不相同的两种医学，其分别属于东、西方两种不同的文化范畴，而各有着自己的民族文化特征。

众所周知，西医学是在西方工业化社会里，在实验"细胞学"的基础上产生和发展起来的一门还原性医学，以机械唯物论为其哲学基础，是一种单纯的生物医学模式，认为人体就是一个"细胞的总和"，人体生病则为某病原体侵入导致了某细胞组织发生病变，治疗则采取"无情斗争"的"对抗疗法"，或对病原体杀而灭之，或对病变细胞组织局部切而除之。这种医学注重微观研究，忽视对事物的宏观认识，造成了一种静态观点，故对事物的认识深入、深入、继续深入，从而对客观世界则只见树木，不见森林，见病不见人，见物不见世界，自我迷信，自我陶醉，自认为其是绝对真理，是唯一科学，否认世界科技文化的多样性，否认世界文化的丰富多彩性，拒绝容许其他不同医学的同时存在。然中医药学则是在我国古代农耕社会里，在"地大物博、人口众多"的世界东方的中华国度里，古代先民长期与疾病坚决斗争的过程中，创造和积累了大量的直接经验，不断总结，不断整理，不断把丰富的实际经验提升到理论高度，逐渐形成和发展起来的一门综合性的中国传统医学，以古代辩证法为其哲学基础，是一种古代"生物－心理－社会"医学模式，认为人是"万物之灵"，有智慧，会劳动，能创造，可以发挥主观能动作用以"赞天地之化育"，并有着复杂的心理活动，因而在医学世界里当以人为本，尊重人，关爱人，充分相信和依靠病人治愈疾病。这种医学注意宏观研究，重视世界万事万物之间的相互联系和事物因果关系，具有动态观念，认为人禀阴阳之气以生，人体各部组织是一个统一的整体，人与周围环境也是一个统一的整体。统一体总是处在一个和谐与平衡协调之中而不断发展和不断变化。人体生病则是某种致病因素导致了阴阳气血失去平衡协调而不相和谐使然。体内病变，必遵循"有诸内必形诸外"的规律，显现出相应的病证，治疗则因时、因地、因人制宜地辩证施治，并随着病情变化"病万变药亦万变"，以调整人体机能，使其阴阳气血恢复平衡协调而重归于和谐状态以愈病。

据上所述，中医、西医两种医学具有"质"的差别性，二者产生的条件不同，历史背景不同，理论体系不同，哲学基础不同，医学模式不同，二者没有同一性。在这种条件下，企图将中医、西医这两种医学结合在一起形成一个统一的新医药学理论体系，是绝对不可能做到的。要使中西医有机结合，必待两种医学各按其内部规律发展到医学模式的转变，西医学由"单纯生物"医学模式转变为"生物－心理－社会"医学模式，中医学由"古代生物－心理－社会"医学模式转变为"现代生物－心理－社会"医学模式，届时中、西两种医学始有可能结合成为一个具有辩证思维形式的新的医药理论体系。因而必须根据中、西两种医学各自发展的内部规律性加强研究，促其按自身规律不受干扰地正常发展，西医药学中国化，加速其医学模式的转变；中医药学现代化，则用现代科学的知识和方法，对中医药学的基本理论，按其内部规律，以客观态度进行认真的、细致的、坚持不懈的科学研究，揭示其科学本质，用现代的思维和语言表述之，赋予这个时代的特征。恩格斯在《自然辩证法》一书中曾经指出："不论在自然科学或历史领域中，都必须从既有的事实出发，因而在自然科学中必须从物质的各种实在形式和运动形式出发；因此，在理论自然科学中也不能虚构一些联系放到事实中去，而是要从事实中发现这些联系，并且在发现了之后，要尽可能地用经验去证明"。这是唯一正确的思想方法，也是我们用现代科学研究中医药学的指导思想。中医药学现代化，必须保持中医药学理论体系的特色和优势，以东方文化的面貌走向现代化，而不是抛弃中医药学理论体系的特色和优势而使之异化，因而绝对不能先验论地把脑子里先有的东西塞到中医药学的科学研究中去，以西医原有理论取代中医药学理论，把中医"西医化"。若如此，就丧失了民族文化，是绝对不恰当的。我国中西医学的有机结合，这本是将来可能实现的事，似乎不是近三十年所能达到的，故现在不宜多提倡，大肆鼓吹是没有什么好处的，只会有害于中医药学，最终也有损于学术上真正的中西医有机结合。恩格斯在《自然辩证法》一书中早就告诉过人们："蔑视辩证法是不能不受惩罚的。"然而有些人却不顾医学发展的客观规律，硬把将来可能实现的事情拿到此前就开始做，到现在已接近半个世纪，还有行政力量的推动和报纸杂志的鼓动，仍然没有出现一个真正的学术上有机结合的科研成果，反而阻碍了中医药学的正常发展，推迟了中西医结合的进程！然而最近多少年来，人们总是有意无意地把在医疗工作中中西医合作共事，即中西医在工作中的相互配合或中西医两法治病，混称之曰"中西医结合"，尤其在2003年上半年，传染性非典型肺炎（以下简称"非典"）在北京肆虐时，某些怀有西方霸权主义同样心态的中国人，始而不让中医参与对"非典"的治疗。在西医治疗"非典"显得黔驴技穷而束手无策时，在中央领导倡导下，同年5月8日起，中医药全面介入于北京地区"非典"的防治工作，旋而使北京地区居高不下的"非典死亡率"立即降了下来，凸显了中医药对"非典"的治疗优势。但在报道中却连篇累牍地、笼统地说是中西医结合的治疗效果，这就是把抗击"非典"工作中的中西医紧密配合，误说成是学术上的中西医结合。显而易见，这种报道，缺乏表述事物的准确性，显得名不副实。然从具体医疗工作角度看，根据临床治疗实际需要，中西医紧密配合或中西医两法治病，在当前条件下都是对的，而且是必要的。但它并不是学术上的中西医有机结合，因为二者在学术理论上没有内在的联系，故而从学术思想的角度看，它没有辩证法的思维形式，而是一个折中主义的定义，列宁在《再论工会、目前形势及托洛茨基和布哈林的错误》一文中指出："根据最普通的或最常见的事物，做出形式上的定义，并以此为限。如果在这种情况下，拿两个或更多的不同的定义，把它们完全偶然地拼凑在一起（既是玻璃圆筒，又是炊具），那么我们所得到的就仅仅是一个指出事物的各个方面的折中主义的定义。"折中主义阻碍着辩证思维的道路，它是不可能创造出新的医学理论体系的。因而在构建新的医学理论体系过程中，只能以辩证唯物论作为指导思想，从事物的本质联系，从事物发展的原因和结果，客观地把握医学发展的方向，推动医学的前进。绝对不能把毫无内在联系的两种医学硬凑在一起，贴上"中西医结合"的标签。列宁在《国家与革命》一书中说："把马克思主义改为机会主义的时候，用折中主义冒充辩证法是最容易欺骗群众的。"现在一些怀有与西方文化霸权主义同样心态的中国人，在"中医不科学论"的思想指导下，正是玩弄的这种手法。他们把"中西医结合"叫得震天价响，背地里贩运着贴有"中西医结合"标签的"中药加西药""中医理论加西医理论"的"中西凑合论"，以此欺骗群众，也欺骗政府，从而掏出别人口袋的东西填入自己的腰包，并博得一大批学术浅薄的追随者，指导其或与其共同掏空别人囊中的"阿堵物"。如此而已，岂在他哉！

（2004 年）

排除种种干扰，促进中医药学正常发展

　　中医药学是在我们这个"地大物博，人口众多，历史悠久"的国度里产生的。它"地大物博"，才能提供那么多的植物、动物、矿物给人们认识、辨别、选择、使用以奠定发明中医药的基础，中医药又转过来保证民族的生存、繁衍、人口昌盛；它"历史悠久"，为中医药的发明、发展，提供了时间保证，并使中医药在保障民族繁衍昌盛过程中受到医疗实践的严格检验，且在这个严格检验过程中得到巩固和发展。从而在春秋战国时期，就形成了阴阳五行、脏腑经络等比较系统的中医药学理论体系，且具有丰富多彩的治疗方法。这个具有东方民族特色的中医药学理论体系以博大的胸怀、宏伟的气魄，认真地观察和研究了宇宙万物这一宏观世界，揭示了万事万物都互相联系、互相依存、互相对立、互相制约，处在一个互相协调的统一体中而不断发展、不断变化，人体亦然。它两千多年来，一直指导着中医药学临床医疗的实践，同时它也得到了不断充实和发展。它是我国优秀文化的重要组成部分。至现代，它一方面体现出"我国医学科学的特色"，另一方面则形成我国医学的一个"伟大的宝库"。在 2003 年上半年我国抗击传染性非典型肺炎的战役中，再一次显示出了它的治疗优势和强大生命力！

　　然而在旧中国半殖民地半封建社会产生的民族虚无主义思想从来没有肃清过，他们崇洋媚外，看不起自己民族的传统文化，总认为"中医落后""中医不科学"，甚至"中医治好了病"也"不科学"，必欲将中医消灭之。1929 年余云岫就鼓动南京政府发出了一个"废止中医令"，企图一举在全国消灭中医，遭到全国中医药界和有识之士的坚决反对，遂变换手法，成立"中央国医馆"，提出"中医科学化"口号，以推动"中医西医化"。新中国成立后，那种轻视、歧视和排斥中医的错误思想，遭到了党的驳斥，继而兴办起了中医科研、教学、医疗等机构，为中医药事业的发展创造了良好条件。中医药事业有了发展。但民族虚无主义者总是看不惯自己民族的中医药文化，在新的环境里，怀有西方文化霸权主义的同样心态，随着形式的变化不断地变换着手法，以干扰中医药学正确的发展方向。马克思 1871 年 11 月 23 日在致弗·波尔特的信中告诉人们："陈旧的东西总是力图在新生的形式中得到恢复和巩固。"这里我们且来看看民族虚无主义者当前否定中医的种种舆论。

一、中西医结合论

中医、西医是我国现实存在的具有绝对不同理论体系的两种医学，分别属于东、西方文化范畴，各有自己的文化特征。毛泽东先生 1956 年接见中医工作者时说："把中医中药的知识和西医西药的知识结合起来，创造中国统一的新医学新药学。"这是提出我国医学发展的努力方向，在将来可能实现的目标。为达到此目的，必须遵循中、西两种医学各自的内部规律并加强研究，促其较快发展达到两种医学模式的转变，西医药学中国化，从"单纯的生物"医学模式转变为"生物－心理－社会"医学模式；中医药学现代化，从我国"古代生物－心理－社会"医学模式转变为"现代生物－心理－社会"医学模式，届时始有可能形成我国统一的具有辩证思维的新的医药学。然在 1958 年超英赶美的政治氛围中，我国报纸上出现了"中西医结合"的命题，于是在全国范围内开展了"中西医结合"工作的探索和实践，然欲速则不达，历经 40 多年的努力，结果竟少有所得，可以说至今仍然没有出现一个真正的中西医学术上有机结合的成果。其所得到的则是"中药加西药""中医术语加西医术语""西医病名加中药方"等，一句话，就是把一些中医药学内容和一些西医药学内容毫无内在联系地拼凑在一起。——当然，从医疗工作的角度看，在当前条件下，根据临床医疗的实际需要，中西医紧密配合或用中西医两法治病，都是必要的，且都是对的，未可厚非。但站在毛泽东思想的高度、从学术理论的角度看，它二者没有理论的联系，未形成统一的理论知识，则绝对不是真正的"中西医结合"，而是一种"折中主义"的产物。它缺乏辩证的思维方式，没有使学术向前跨进半步。相反地却使中医药学受到了严重的损害！

二、中医现代化论

根据辩证唯物论的认识论："一切真知，都是从直接经验发源的。"我国历史悠久，地大物博，人口众多。这就为创造和积累直接经验准备了优胜条件。中医药学就是我国先民长期与疾病做斗争的实践中，根据逐渐产生的、丰富的直接经验而总结整理发明的。它有比较系统的理论体系，以阴阳五行、脏腑经络、营卫气血、精神津液、七情六淫等阐释着医学世界的整体性和变动性，具有明显的东方医学的特色。这种具有动态观念的医学理论体系，规定着临床医疗的思维方式，必须依据疾病的具体情况，采取因时、因地、因人制宜的辩证施治，这就避免了病原体产生抗药性的可能性，尤其对于西医学一时查不出病原体或查出病原体而无治法的一些疾病，更具有突出的治疗优势。然而中医药学产生于我国古代，保持着古代的原有面貌，基本理论笼统抽象，不太适应临床辩证施治的具体要求，文字古朴，不易为今人理解和掌握，严重影响它的传承和发展，因而有必要进行"中医现代化"。恩格斯在《自然辩证法》一书中告诉我们："在自然界和历史的每一科学领域中，都必须从既有的事实出发，因而在自然科学中要从物质的各种实实在在的形式和运动形式出发，因此，在理论自然科学中也不是设计联系塞到事实中去。而是从事实中发现这些联系，而且一经发现，就要尽可能从经验上加以证明。"因而在中医现代化过程中，只能运用现代科学的知识和方法，依据中医药学自身规律，保持中医药学的优势和特色，对其基本理论进行客观的、认真的、科学的研究，揭示其科学本质，并以现代语言表述之，使其获得时代的特征。绝对不能先验论地把自己脑子的东西塞到中医现代化的科学研究中去，不能以西医理论取代中医理论，取消中医药学的优势和特色而使之发生异化。现在民族虚无主义者却借机打着中医现代化的旗帜，以偷梁换柱的手法，偷换概念，大搞中医西医化。他们极力支持中医放弃辩证思维而盲目地滥用西药，为中医西医化大开绿灯，导致全国大多数中医发生了"西医化"！称心了，如意了，有政绩了，做到了西方文化霸权主义在我国推行西方文化对我民族文化进行"分化""西化"的惊人成就，真不愧为消灭中医的忠实继承者。

三、国际接轨论

新中国成立后近30年里，我国实行的都是从苏联学来的计划经济，又提出"自力更生，独立发展"的方针，从而形成了我国自己的一套政治经济体制，党的十一届三中全会后，实行了重点转移，将国家的工作重点转移到了经济建设上来，以发展经济为中心，建立了社会主义市场经济，并在当今"经济全球化"的大潮下，我国加入了世界贸易组织，将我国经济纳入了世界经济范畴，以加强和扩大与世界各国的商贸合作及科学技术、文化教育的交流，从而促进我国和世界各国的更大发展。然而由于我国某些方面与世界有些国家的错位，给合作与交流带来了不便，为了使"错位"为"对口"，架上交往的桥梁，才有"接轨"的提出。

众所周知，由于化学药品的毒副作用，在世界范围内引起了医源性、药源性疾病不断增加，数百种西药被禁用，人们的疾病防治和养生保健都要求回归自然，而我国的中医药学则首当其选。中医药学具有独一无二的理论特色和治疗优势，是中华民族的独创，走向世界，是我国对人类的极大贡献。唯其中医药学是我中华民族的独创，是世界"独一无二"的医学，世界各国都没有，对它一时缺乏了解、缺乏认识、缺乏认同感，都是自然的。我们应该加大宣传力度，启发和帮助世界各国了解和接受中医药学，使其尽快地走向世界，发挥其特色和优势，为各国人民的健康事业服务。民族虚无主义者却借此大叫要去掉中医理论、去掉中医药学的特色和优势以与世界"接轨"。世界各国既没有这种"特色和优势"的医学存在，又何有此"轨"来"接"？这是一个普通的常识。连这点都不懂，真是天下之愚，莫甚于此！正因为中医药学含有民族文化的"特色和优势"，才有与世界文化交流的意义，才有走向世界的价值，所以人们说"越是民族的，越是世界的"。如果抛弃了中医药学的特色和优势，抽掉了中医灵魂而以干瘪瘪的所谓"中医"躯壳包上时髦的外衣去叫卖，始而可能得到西方的几个小钱，但丧失了民族文化，治不好病，最终是要吃亏的。这里告知民族虚无主义者，你们的"中医接轨论"可以休矣！

四、中医玄学论

我国古代道家创始人老子，在其所著《老子》一书第 1 章里有"玄之又玄，众妙之门"句，谓天地生物玄远幽深，魏晋南北朝时期，南朝宋文帝刘义隆元嘉十五年，于学官立老、庄之学，称"玄学"。一时以何晏、王弼为代表的魏晋南北朝研究玄学之风盛行，是"玄学"者，"道家之学"也，《老子》《庄子》之学也。道家崇尚自然，尊重自然，通过长期的仰观俯察，观察到自然清静无为而产生万物，提出了"法于自然"的"道"。是自然界天地万物发生发展的总规律，它具有物质基础，《老子》第 21 章说："道之为物，唯恍唯惚。惚兮恍兮，其中有象；恍兮惚兮，其中有物；窈兮冥兮，其中有精；其精甚真，其中有信。"可证《老子》所谓的"道"，乃指一种"恍惚幽冥状态"而"可以征信"的"象"或"物"或"精"。

此"精"有"象"而为"物"，故此"象"为"精"而"物"亦指"精"。精是构成世界万物的本原，是构成人体及其繁衍后代的物质基础，为中医药学理论体系的形成，提供了认识论基础，《灵枢·经脉篇》说："人始生，先成精。"《素问·金匮真言论篇》说："夫精者，身之本也。"即本于此。

《老子》第42章说："万物负阴而抱阳，冲气以为和。"是宇宙万物皆有阴阳对立的两个方面，互相对立、互相制约、互相联结、互相依存，形成一个协调和谐的统一的整体，《庄子·逍遥游》所谓"天地与我并生，而万物与我为一"也，且事物的对立双方，总是向其对立方面发生转化。《老子》第40章所谓"反者道之动"，促成事物的不断发展和不断变化，又为中医药学理论体系的形成，提供了方法论基础。

道家崇尚自然，以人为本，注重养生，《老子》第59章提出了"治人事天，莫若啬"，去喜怒爱憎，保持寂静恬愉，遥道无为，少思寡欲，纯素抱朴，以爱精保真，并"缘督以为经"而"吐故纳新"，使"邪僻不生"，达到"长生久视"，开了中医药学"养生学"及其"行气法"的先河！《老子》第64章中"其安易持，其未兆易谋"等文，也开启了中医药学的"治未病"思想。《老子》《庄子》书中还记载有许多病证，如"目盲""耳聋""鼻塞""口爽""狂""头疮""发背""口烂""溃漏""漂疽""痈""痤""佝偻""瘤""瘿""厉""督病""偏枯""痔""跰""喝""冻病""溲膏""善忘""善怒""眯目""赘疣""幽郁之病"等；也论述了"乌头""鸡壅""猪苓""桔梗"等药各有用途，"适时为帝"。

综上所述，所谓"玄学"的《老子》《庄子》著作中，确有许多"医学"及"养生学"内容，但中医药学绝对不是玄学。过去有些人，在研究《老子》《庄子》思想过程中，未做到实事求是，而是以极"左"的态度对待了这份民族文化遗产。随着社会的发展，学者们重新研究评价了《老子》《庄子》的思想文化，取得了新的认识。发掘古代道家这一文化资源，对于当代社会稳定、环境保护、生态安全、科学发展都具有积极意义。然而有些怀有"西方文化中心论"的中国人，看不起自己民族的传统文化，鄙视《老子》《庄子》玄学，又把"玄学"套在"中医药学"身上而一并贱待之。在2003年我国抗击"非典"过程中凸显了中医药学治疗优势后的今天，仍然无视客观事实而继续鄙视中医药文化，尤其令人感到愤慨！这些人数典忘祖，唯洋是崇，难道其真是从大西洋彼岸过来的？

五、经验医学论

常言说："实践出真知。"人们在社会实践中，观察和体验了社会实践的内容，创造了经验，产生了知识。实践、观察、体验，是人们直接经验的基础。我国先民在长期同疾病做斗争的实践过程中，创造和积累了大量的直接经验，并把这些经验提升到理论高度，产生了以阴阳五行、脏腑经络、营卫气血、精神津液等为内容的中医药学理论体系。几十年来，它一直有效地指导着中医药学的临床实践，在保障民族繁衍昌盛过程中，受到了临床医疗实践的严格检验，又在这个严格检验过程中得到了巩固和发展。表明了中医药学是以丰富的实践经验为基础、具有理性思维的东方医学，是一门内容丰富，具有整体、动态辩证思维的医学科学。而有些受西方文化思想影响较深，甚至是怀有西方文化霸权主义同样心态的中国人，在医学领域里，把西医学当作"唯一科学"，并以其作为"唯一标准"来衡量中医药学，硬说中医药学不是"科学医学"，而只是一种"经验医学"。其实，说这话的本身就是非常不科学的。因为他们缺乏客观态度而未能实事求是，抹杀世界的万紫千红，鼓吹"科学一元论"，在医学领域里，把西医学捧得至高无上、完美无缺、独一无二、普世皆适，否定中医药学理论价值。诚然，西医学是建立在近代实验科学之上的，但它也不可能成为世界唯一的医学模式，吾淳在《古代中国科学范型·绪论》中对"科学一元论"表示过自己的看法，他说："西方包括爱因斯坦在内的许多学者坚信，近代科学是以形式逻辑与系统实验两者为基础而发展起来的，应当说这一看法是正确的。并且，以此为基础认为西方近代科学是科学的最成熟或最经典的样式，也是合理的。但是，如果以为这样一个基础或结构也可以或必须用于解释人类历史全部的科学发展那便是荒谬的。"中医药学具有东方文化的特质和特征，就不是西方科学所能理解和所能解释的。因而必须承认和尊重它的存在，承认和尊重它的价值。

恩格斯在《自然辩证法》一书中曾经说过："大约就在这个时候，经验自然科学获得了巨大的发展和极其辉煌的成果，从而不仅有可能完全克服 18 世纪机械论的片面性，而且自然科学本身，也由于证实了自然界本身所存在的各个研究领域（力学、物理学、化学、生物学等）之间的联系，而从经验科学变成了理论科学……"可见"经验"也属于"科学范畴"，何得视中医药学为"经验医学"而"不是科学"？何况中医药学有自己的理论体系，已构成东方文化的"理论科学"。正因为中医药学是一门理论科学，且具有辩证的思维形式，故它不仅在中国上下"绵延数千年"，而且"近代，在西方科技的冲击下，中国古代科技几乎没落而唯有中医药学生命常在"（《中华文化概论》第十四章），同时还在 19 世纪出现了一个专治急性热病的"温病学派"。

六、中药祸首论

《说文·草部》："药，治病草。"是"草"之能"治病"者，谓之"药"。引申之，凡能"治病"之"物"，皆谓之"药"。《黄帝内经·素问》中每以"药食"相提并论者，盖药以攻邪祛病，食以充饥益体，皆所以有助于人之保命全形。药之不用于人之充饥者，以其多有毒也，郑玄注《周礼·天官冢宰上·医师》所谓"药之物恒多毒"，王冰注《素问·藏气法时论篇》所谓"祛邪安正，唯毒乃能"是也。故古代又将"药"遂称之曰"毒药"，如《周礼·天官冢宰上·医师》说："聚毒药以共医事。"《素问·汤液醪醴论篇》说："必齐毒药攻其中。"又《藏气法时论篇》说"毒药攻邪"等，是其证。其虽统称之谓"毒药"，然各"药"之"毒"是不一样的，有"大毒"，有"常毒"，有"小毒"，亦有"无毒"者。

何谓"毒"？《说文·中部》说："毒，厚也，害人之草往往而生，从中，毒声。"《玉篇·中部》说："毒，徒笃切，苦也，害人草也。"是草"能害人"曰"毒"。古人识之，有用之以杀人者，西汉时妇产科医生淳于衍，受霍光夫人的指使，"取附子并合大医大丸"毒杀了宣帝许皇后。是"毒"能"害人"无疑。但唯物辩证法告诉我们："世界上一切事物都在一定条件下，向它的对立方面发生转化。"毒药也不例外。毒药可以伤害人，但在良医手中它就转化为祛除邪气、治愈疾病而有益于人体的良药，故《淮南子·缪称训》说："天雄，乌喙，药之凶毒也，良医以活人。"而"毒"之为字，亦可训为"治"，《庄子·人间世》说："无门无毒。"郭象注："毒，治也。"可证。毒药，可单称为"药"，今则通称之为"中药"。中药是中医用以为人治疗疾病、保护健康的重要方法之一，中医在自己的理论体系指导下运用中药总是用辩证思维，创造条件，使毒药向有利于为人治病方面发生转化：第一，对各种药物给以不同修治，减少其毒害，矫正其偏性；第二，配方用药，以此药控制彼药；第三，严格依据客观情况，因时、因地、因人制宜地辨证施治用药，从而使中药的毒害作用消失于无形之中。它体现了东方医学的特色，体现了中医药文化的优势。几千年来，它保证了中华民族的繁衍昌盛。历史上对掌握和运用中医药知识的医者称之为"司命"，而中医药则被视之为病人的"福音"。然而在今天，有些没有学好中医的人，甚至根本没有学过中医的人，为了私利，滥用中药，滥吃中药，遭到伤害，不责用者之盲目，反归罪于中药为"祸首"，竟说大黄怎样怎样，桔梗怎样怎样。殊不知大黄曾使许多"急腹症"病人免却一刀之苦，桔梗则是我国东北三省和韩国、日本人民日常嚼食之菜蔬，何毒害之有？不加

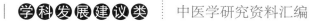

分析，睁着眼睛说瞎话，而有毁于民族文化，是不恰当的。反映了其人对唯物辩证法的充分无知！

综观上述，所谓"中西医结合论""中医现代化论""中医接轨论""中医玄学论""经验医学论""中药祸首论"等，表现不同，但实质是一个，都是立足于"中医落后论""中医不科学论"提出的。它是旧中国半殖民地半封建社会产生的民族虚无主义思想在当前形势下的新表现，是胡适"百事不如人"思想在医药卫生领域里的新反映。它也彰显了西方文化霸权主义对我民族文化的"分化"和"西化"。它妨碍了党和政府有关中医药事业方针政策的贯彻和落实，阻碍了中医药学的正常发展，干扰了中医药学在我国卫生保健事业上作用的充分发挥，现正危害着中医药学健康地走向世界。因此，我们应该给以揭示和反对！

（2004 年）

略论中医学史和发展前景

我国古代社会发展到社会制度变革、思想活跃、言论自由的历史上"诸子蜂起，百家争鸣"的春秋战国时代，一部具有划时代意义的古代医学巨著《黄帝内经》面世了。在《黄帝内经》一书的内容里，充分体现了我国先民长期与疾病做斗争的坚强毅力和高度智慧。它通过了数千年的医疗实践、生活实践、人体解剖实践的观察，积累了极为丰富的实际经验，在当时先进哲学思想指导下，对大量的实际经验进行了认真的总结、整理、研究，从中引出规律性的结论，并使之升华到理论高度，从而创造了"阴阳""五行""脏腑""经络""营卫""血气""精""神""津液""筋""骨""皮""肉""五官九窍""七情""六淫"和药物的"四气五味""升降浮沉"以及组方的"君臣佐使"等，构建了中医药学比较完整和比较系统的理论体系。这个中医药学理论体系，深深植根于中华民族主体文化之中，为中华民族优秀的传统文化重要组成部分。它提出了"天地之间人为贵"的"以人为本"思想，揭示了"人与天地日月相参应"的客观规律，世界万物"以息相吹"（《庄子》语），保持着相互对立、相互制约、相互依赖、相互促进，构成人与自然的平衡、协调、统一、和谐，《庄子》所谓"天地与我并生，万物与我为一"。人与自然环境是一个统一的整体；在人的一身则以五脏六腑为中心，以心为主导，通过经络将营卫气血输送到人体各部组织，滋养各部组织以维护各部组织的正常功能活动，从而使人体也成为一个统一的整体。

《素问·阴阳应象大论篇》说："阴阳者，天地之道也，万物之纲纪，变化之父母，生杀之本始，神明之腑也。"阴阳普遍存在于一切事物中，天地万物都存在阴阳对立的两个方面。《老子》第四十二章说："万物负阴而抱阳，冲气以为和。"阴阳两个方面之间，具有一种冲和之气，和则生物，生生不已，促进客观世界的不断发展和不断变化，使天地万物永远处于"变动不居"的过程中。

中医药学理论体系，是在大量实践经验基础上创立的，有牢靠的实践经验为基础，并具有对客观世界认识的整体观和变动观，体现了东方文化的思想特征，规定了中医药学的发展方向。它长期坚持了理论指导下的医疗实践，坚持了理论对实践的依赖关系，坚持了理论与实践的统一。

中医药学囊括世界天地万物的博大胸怀，决定了它的开放性，对医药文化，既能输出，又能输入。数千年来，它在保障中华民族繁衍昌盛的医疗实践进程中，不断地积累了新的经验，产生了新的理论，诞生了新的学派和出版了新的医药典籍，如《伤寒杂病论》《神农本草经》《针灸甲乙经》《肘后备急方》《脉经》《华氏中藏经》《炮炙论》《刘涓子鬼遗方》《诸病源候论》《童蒙止观》《新修本草》《备急千金要方》《外台秘要》《素问王冰注》《经效产宝》《食疗本草》《新编金匮玉函要略方》《圣济经》《妇人大全良方》《小儿药证直诀》《运气论奥》《洗冤录》《厘正按摩要术》《伤寒总病论》《儒门事亲》《脾胃论》《素问玄机原病式》《格致余论》《汤液本草》《十四经发挥》《类经》《本草纲目》《救荒本草》《瘟疫论》《口齿类要》《霉疮秘录》《跌损妙方》《名医类案》《审视瑶函》《十药神书》《引痘略》《痧胀玉衡》《理虚元鉴》《济阳纲目》《老老恒言》《温热经纬》《温病条辨》《重楼玉钥》《串雅内编》《标幽赋》《药性赋》《医学三字经》等。从而丰富了我国医学内容，使之形成了一个"伟大的宝库"，并输出到日本、到朝鲜、到越南等国家，为世界人民的健康事业服务。同时，也吸取了对自己有益的世界各民族的医药文化以充实和发展自己，例如苏合香、安息香、阿魏、波斯青黛、乳香、没药、漆头闾茹、倭硫黄、安南桂、胡黄连、胡桐泪、荜澄茄、腽肭脐、诃黎勒、波斯皂荚、天竺干姜、东洋参、西洋参、血竭、质汗、丁香、胡椒、胡麻、胡桃、高丽昆布、高丽参、硇砂、戎盐、草豉等药，和耆婆汤、耆婆万病丸、药子一物丸、阿伽陀丸、匈奴露宿丸、西州续命汤、西洋药酒、支法存治蛊毒诸方、日本三藏传疗疮方、悖散汤等方与非药物疗法的婆罗门按摩法等法，以及眼科理论等知识，还有医药典籍的《海药本草》《东医宝鉴》《济众新编》《回回药方》《耆婆要用方》《耆婆六十四问》《耆婆五藏论》《耆婆脉经》《婆罗门药方》《龙树菩萨养性方》《婆罗门诸仙药方》《西域名医所集要方》《胡国方》《龙树眼论》《龙树菩萨药方》《杂病广要》等，都进入了岐黄事业的殿堂，与我国医学融为一体，成为中医药学这个"伟大宝库"的组成部分，使中医药学内容更加充实丰富，医学科学水平更高，故一直屹立在世界东方。

迨至 1840 年鸦片战争后，西方文化随着列强的坚船利炮侵入了中国，中国沦入半殖民地半封建社会，外国传教士也带来了西医到中国。在一片向西方学习的声浪中，有的中医学家也力主中西医学汇而通之，然由于中西医学二者的哲学基础和理论体系不同，使各自具有的学术排他性反映出来，故二者虽汇而未能通。1919 年反帝反封建的"五四"运动，取得了积极成果，但因当时缺乏分析方法，出现了形式主义，认为好，就一切都好，认为坏，就一切都坏。在"打倒孔家店"的口号下，把民族优秀文化同封建垃圾一起扫进了历史垃圾堆里。之后，胡适又发起了一个所谓"整理国故"运动。在"西方文化中心论"的思想指导下，胡适整理国故的用心，他自己声明："我之所以要整理国故，只是要人明白这些东西原来'也不过如此'，本来'不过如此'，我所以还他一个'不过如此'。"他还断言："我们的固有文化实在是很贫乏的""我们必须承认我们自己百事不如人"。这就充分表现了胡适的民族虚无主义思想。在新中国成立前，半殖民地社会产生的民族虚无主义思想一直没有肃清过，它顽强地在中医管理、教学、科研、医疗、新闻等各个方面表现出来，干扰中医政策的落实，阻碍中医药学的正常发展。《论语·洋货篇》说："恶紫之夺朱也，恶郑声之乱雅乐也，恶利口之覆邦家者。"一些受西方文化思想影响较深的中国人，正在以"鱼目混珠"的手法，似是而非，以伪乱真，把"中医西医化"混之曰"中医现代化"，把"中西凑合论"混之曰"中西医结合"，为西方国家对我国的文化渗透帮忙，以致我国大部分中医院不姓"中"，大部分中医人员"西医化"，医疗质量下降，自我附属，跟在别人屁股后面爬行，这是和已经站起来了的中国人民不相称的，是不符合中央"发展民族文化，培养民族精神"的要求的，也是与当今世界科学的发展不相适应的。众所周知，西医学是以"还原论"为指导思想，而"还原论"并不是绝对真理，不能完全解释世界。

恩格斯在《自然辩证法》一书中早就指出："不论在自然科学或历史学科的领域中，都必须从既有的事实出发，因而在自然科学中必须从物质的各种实在形式和运动形式出发，因此，在自然科学理论中也不能虚构一些联系放到事实中去，而是要从事实中发现这些联系，并且在发现了之后，要尽可能地用经验去证明。"毛泽东在《改造我们的学习》一文中说："马克思、恩格斯、列宁、斯大林教导我们认真地研究情况，从客观的真实的情况出发，而不是从主观的愿望出发……"因此，在中医现代化研究中，我们必须遵照辩证唯物论的观点，依照中医药学的自身规律，运用现代科学的知识和方法，对中医药学基本理论和实际经验进行耐心的、细致的、实事求是的认真研究，揭示其科学实质，用现代语言表述之，赋予其时代的特征，让其进入现代科学的殿堂。以西医理论取代中医理论是绝对不行的。既取消了中医理论知识，取消了中医思维方式，它何中医之有？那是迫使中医异化，是在消灭中医，然中医是消灭不得的，因为它是民族的一份优秀传统文化，在 2003 年上半年抗击"非典"过程中，凸显了它的治疗优势，再一次体现了它的强大生命力，我们必须保护这份中医药文化的安全。如果我们不保护好中医药学，让它在我们这一代人手上消亡了，我们就上对不起祖先，下对不起子孙后代，我们就成了民族的罪人！

由于化学药品的毒副作用，使药源性疾病迅猛增加，数百种西药被禁止使用，人们的医疗和保健都要求回归自然，中医药学就成了人们理想中的选择。中医药学走向了世界，不仅它的医疗技术可为世界各国人民的健康事业服务，而且它的思维方式也将对世界各国的科学技术发展产生积极的影响。正如意大利医学艺术史学院院长安杰罗·卡帕罗尼教授在首届欧洲 — 中国传统医学大会（2001年11月30日至12月2日）开幕式讲话所说："中医中药作为中国的传统医学，是中国古老文明与文化的重要组成部分。在漫长的历史过程中，中国传统医学为中华民族的崛起和发展起到了无可替代的作用。中国传统医学，作为世界医学科学学苑中的一枝奇葩，不仅是中国人民勤劳与智慧的结晶，而且也是世界各国人民共同的宝贵财富。"（见《东方科学文化的复兴》引）

《古代中国科学范型》第十六章说："在中国传统的科学中，医学是唯一能够保存至今并与西方医学相抗衡的学科。那么中国传统医学究竟凭借什么'立身'，又凭借什么抵御西方医学的冲击呢？这里打算选择科学方法这一角度来做些考察，因为我以为这一角度对于解释中医学在西方科学的冲击下何以仍能'游刃如故'很具有诱惑力和说服力。"《中国文化概论》第十四章则说："中国中医药学绵延数千年，至今仍有顽强的生命力，并且影响愈来愈显著。近代，在西方科技的冲击下，中国古代科学几乎全部没落而唯有中医药学生命常在，这种现象值得我们认真思考。"我认真思考的结果是：中医药学除构建有吾淳先生所说的"观象""归纳""摹略""构象""比类""宜物""揆度""参合"等一套科学方法外，还形成了建立在大量实践经验基础上具有辩证思维的比较完整和比较系统的中医药学理论体系和丰富多彩的治疗方法。并始终保持了理论指导下的医疗实践,理论对实践的依赖关系,理论与实践的统一,因而具有无限生命力,不仅经受住了西方医学的巨大冲击,而且还在西方文化侵入后产生了一个善治急性热病的医学流派——"温病学派"。近些年来,虽然出现了全国大部分中医院不姓"中",多数中医人员发生了"西医化",但那是人为的,是民族虚无主义凭借手中权力造成的,而不是中医药学的过错。

现在,国际学术界已经达成共识,开始从整体考虑问题,《东方科学文化的复兴》一书指出:"中医是中国古代整体论思想在理论和实践两方面的集大成者,是人类文明的一朵奇葩。中医认为,宇宙是一个和谐而统一的有机整体,人体也是一个和谐而统一的有机整体,中医以这种整体观来看待宇宙及人体,中医曾一度在世界范围内包括在中国被误解,特别是在20世纪上半叶的中国,很多人认为中医是骗人的把戏,包括鲁迅也曾持这种观念,不过学西医出身的鲁迅后来也认识到自己的偏颇,最近几十年来,随着复杂科学的兴起,全世界对中医有了更深刻的认识。以中国古代整体论思想为基础的中医不仅将大大促进全世界医学的发展,而且它的一系列思想和方法可应用于探索生命现象等复杂科学领域,甚至可以应用于解释整个宇宙的诞生与演化。"而以"只见树木,不见森林,只重局部,不重整体,只顾眼前,不顾长远"的还原论为基础的西医学,是永远不能被理解,永远不会被接受的。它认为各种事物都是彼此孤立和永远不变的,此"形而上学"之所以为"形而上学"者也。现在不是还有人在报纸上一而再再而三地发表文章,叫嚷要以"还原论"来审视、改造中医药学吗?殊不知西方还原论的研究法在取得登峰造极的成就后已经显露出它的不足。它被爱因斯坦"相对论"、威纳·海森堡"测不准原理"、普里高津"复杂性科学"等迫使走到了自己的尽头;哥德尔"不完备性定理"则从逻辑上动摇了"还原论"。这里还是奉劝某些人收起你们当作"万灵药方"的"还原论"吧!切切不要再用"还原论"观点冲击中医药学的"整体观"。

总之,中医药学产生于我国古代,是我国古代先民长期与疾病做斗争的经验总结，它包含古人长期与疾病做斗争的丰富经验和理论知识，形成了比较系统和比较完整的中医药学理论体系，具有辩证的思维形式和整体论观点，它阐释着人与自然是一个统一的整体，人体内部也是一个统一的整体，它有海纳百川的博大胸怀，是一个开放系统。几千年来，在指导医疗实践过程中，不断地吸取新的经验充实自己，并将自己的医学知识和实际经验输出国外，又在对外的国际交流中，吸收了与自己有益的其他民族的先进医学经验发展自己，从而构成了一个内容极为丰富的中医药学宝库。至 1840 年鸦片战争后，中国陷入了半殖民地半封建社会，随着世界列强对中国的政治、经济、文化的侵略，之后由于民族虚无主义思想没有得到肃清，在"中医落后论""中医不科学论"的思想指导下，从一开始就在中医机构内贯彻了一条没有所谓"中医科学化"口号的所谓"中医科学化"路线，并在一片发展中医的锣鼓声中，用"鱼目混珠"和"偷梁换柱"的手段，偷换了"中西医结合"和"中医现代化"的概念，使中医药学在一片繁荣的景象中有其名无其实，大多数中医院不姓"中"，大多数中医人员"西医化"，从而陷入了"中医异化"的危机中。但是，具有强大生命力的中医药学，是不会被湮没的。在当今世界范围内药源性疾病迅猛增加的情况下，人们医疗和保健都要求回归自然，中医药学自然而然成为人们理想中的选择，推动中医药学走向了世界；尤其当今世界科学的发展，迫使西方"还原论"走到了它的终点，需要一种新的思想来导向世界科学的发展。中国古代整体论思想一与时代相结合，很可能成为世界科学第二次革命的灵魂，而登上引导世界科学发展的历史舞台。从理论和实践两个方面对中国整体论思想集大成者的中医药学，在新的历史时期内，必将放出更加灿烂的光辉！

（2004 年）

参 考 文 献

[1] 商聚德. 中国传统文化导论 [M]. 石家庄: 河北大学出版社,
    1996: 482.

[2] 卢毅. 如何评价整理国故运动 [N]. 光明日报, 2004-03-23（3）.

[3] 司马迁. 史记·秦本纪 [M]. 北京: 中华书局, 1959.

[4] 陈邦贤. 中国医学史 [M]. 北京: 商务印书馆, 1937.

[5] 余云岫. 医学革命论初集·附录 [M]. 上海: 上海余氏研究室, 1950.

[6] 龚育之, 李佩珊. 批判王斌在医学和卫生工作中的资产阶级思想 [J].
    中华医学杂志, 1955.

[7] 艾思奇. 社会发展史讲授提纲 [M]. 北京: 人民出版社, 1950.

[8] 恩格斯. 反杜林论 [M]. 北京: 人民出版社, 1956.

[9] 司马迁. 史记·商君列传 [M]. 北京: 中华书局, 1959.

[10] 司马迁. 史记·李斯列传 [M]. 北京: 中华书局, 1959.

[11] 司马迁. 史记·秦始皇本纪 [M]. 北京: 中华书局, 1959.

[12] 司马迁. 史记·封禅书 [M]. 北京: 中华书局, 1959.

[13] 司马迁. 史记·范雎蔡泽列传 [M]. 北京: 中华书局, 1959.

[14] 司马迁. 史记·扁鹊仓公列传 [M]. 北京: 中华书局, 1959.

[15] 司马迁. 史记·刺客列传 [M]. 北京: 中华书局, 1959.

[16] 中国科学院哲学研究所中国哲学组. 北京大学哲学系中国哲学史教

研室．中国历代哲学文选、先秦篇、宋钘尹文学派 [M]．北京：中华书局，1962.

[17] 姚际恒．古今伪书考·黄帝素问 [M]．北京：商务印书馆，1930.

[18] 栾调甫．墨子研究论文集、墨子要略、墨辩 [M]．北京：人民出版社，1957.

[19] 王冰．素问·五藏别论 [M]．北京：人民卫生出版社，1956.

[20] 王冰．素问·四气调神大论 [M]．北京：人民卫生出版社，1956.

[21] 王冰．素问·刺热篇 [M]．北京：人民卫生出版社，1956.

[22] 王冰．素问·至真要大论 [M]．北京：人民卫生出版社，1956.